見えればわかる！

経会陰超音波で行う
分娩進行の評価

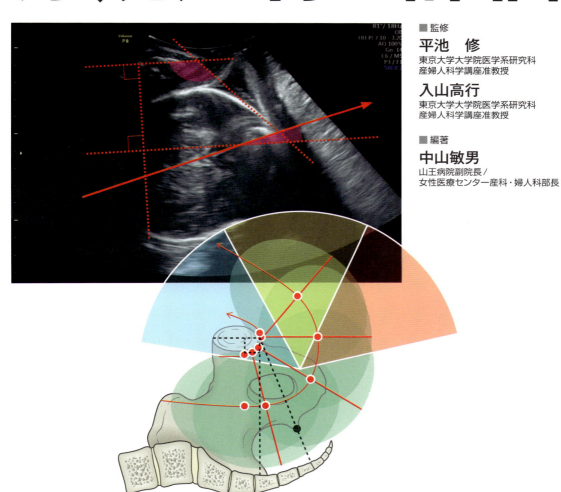

■監修
平池 修
東京大学大学院医学系研究科
産婦人科学講座准教授

入山高行
東京大学大学院医学系研究科
産婦人科学講座准教授

■編著
中山敏男
山王病院副院長／
女性医療センター産科・婦人科部長

MEDICAL VIEW

本書では，厳密な指示・副作用・投薬スケジュール等について記載されていますが，これらは変更される可能性があります。本書で言及されている薬品については，製品に添付されている製造者による情報を十分にご参照ください。

Introduction and effectiveness of Intrapartum Transperineal Ultrasound for beginners and midwives
（ISBN978-4-7583-2350-5 C3047）

Editor： NAKAYAMA Toshio

2024. 11. 1 1st ed

©MEDICAL VIEW, 2024
Printed and Bound in Japan

Medical View Co., Ltd.
2-30 Ichigayahonmuracho, Shinjukuku, Tokyo, 162-0845, Japan
E-mail   ed @ medicalview.co.jp

序

近年の著明な出生率低下に伴い，高年妊娠や合併症を有する妊娠が増えており，無痛分娩の需要も増えている。そのため，これまで以上に分娩進行を正確に評価することが求められている。

これまで産科医・助産師は，分娩の進行を内診による頸管と児頭の所見をとることで診断していた。頸管の所見は頸管の開大や展退，硬度や位置により診断する。

一方で児頭の所見は，先進部がどの程度下降しているか，産瘤や骨重の程度，骨盤腔内における児頭最大周囲径の位置，矢状縫合の向きや大泉門と小泉門の位置から児頭の回旋の様子を診断している。

このような内診による診断は分娩進行の評価や，鉗子や吸引といった器械分娩による急速遂娩が可能かを判断するために欠かせない技術であることは今も変わらない。

しかし，これらの内診による診断には，主観によるところが大きいことから検者間の診断誤差があり，再現性に乏しい。また，習得までの時間がかかり，内診時の妊婦の不快感など，さまざまな問題がある。

産瘤が大きい場合は矢状縫合が触れにくいことや，stationによる先進部の評価と実際の最大周囲径の位置に乖離があること，前方前頭位などの回旋異常の症例では同じstationでも最大通過面の位置が大きく異なることがあるなど，内診による分娩進行の評価は容易ではない。そのため，児頭と恥骨の関係から分娩進行の評価を行う経会陰超音波が，今後の分娩管理に欠かせないものになってくることは想像に難くない。

本書は分娩管理に携わる医療スタッフすべてにできる経会陰超音波の入門書として，可能な限りわかりやすく構成し，新しいスキルアップの一助になることを一番の目的として作成した。

経会陰超音波が産科内診技術のスタンダードとなり，多くの分娩で利用されることになれば幸いである。

2024年9月

山王病院副院長 / 女性医療センター産科・婦人科部長

中山敏男

監修のことば

　近年，無痛分娩の増加に伴い，遷延した分娩第2期をいかに安全に乗り切るかが，大きな課題となっています。無痛分娩では，回旋異常の頻度が増え，分娩停止による器械分娩の機会も何倍にも増加することが知られています。安全な器械分娩を行うためには，分娩進行（児頭の下降度や回旋状態）の正確な評価が必要不可欠です。その評価手段として，本書で解説する「経会陰超音波」が非常に有用なのです。たとえ分娩が遷延し大きな産瘤が形成されていても，経会陰超音波であれば，矢状縫合の向きを間違いなく把握できるだけでなく，児頭の下降度および進行方向も正確に評価することが可能です。そして何より，超音波装置の複雑な知識や技術は不要で，誰でも簡便に評価できる点が優れています。

　内診による評価は施行者によりばらつきがありますが，超音波では，誰が施行してもほぼ同じ評価が得られます。経会陰超音波のパラメーターで児頭の位置や向きを表現すれば，内診に比べて客観性のあるデータとして，勤務者間で共有することが可能です。画像を保存しておけば，器械分娩や帝王切開となった症例について，その実施理由となった分娩進行の状態を振り返ることができます。「これ，本当にステーション＋3で吸引をしたの？　もっと高かったんじゃないの？　回旋異常もあったんじゃないの？　だから何回も滑脱したんでしょう？」と上級医から疑念を抱かれることもなくなります。器械分娩の前に経会陰超音波を行うことが日常化すれば，超音波装置なしで器械分娩を行うことに不安を覚えるようになるでしょう。これは，車のバックモニターがないと駐車に不安を感じるのと似ています。

　東京大学では，約10年前から経会陰超音波を導入し，現在ではほぼすべての経腟分娩において超音波を使用しながら分娩進行をモニタリングしています。さらに，器械分娩を行う症例では，施行時の内診所見とともに，経会陰超音波のパラメーターの記載および超音波画像の保存を義務付けています。本書の執筆者である中山敏男先生は，東京大学における経会陰超音波の導入に中心的な役割を果たし，超音波を用いた分娩管理に関する数多くの講演を行い，ご活躍されています。中山先生は，初めて超音波プローブを手に取り，分娩管理に活用しようとする医師や助産師を含めたすべての職種の方々に向けて，そのエッセンスをわかりやすく解説しています。本書を通じて，一人でも多くの方に経会陰超音波の有用性と素晴らしさが伝わり，その普及が安全な分娩管理につながることを心より願っています。

2024年9月

東京大学大学院医学系研究科産婦人科学講座准教授

入山高行

目 次

Ⅰ 経会陰超音波とは？ ……………… 1

正確な内診はとても難しい ……………………………… 3

これまでは内診のみで分娩進行を評価していた …………… 4

経会陰超音波 ………………………………………………… 5

児頭下降による変化 ……………………………………… 6

プローブの当て方と見えるもの …………………………… 7

Ⅱ 経会陰超音波の基礎知識 ……… 13

さまざまな超音波機器とプローブ ………………………… 14

プローブの準備 …………………………………………… 15

プローブの当て方 ………………………………………… 16

画面の設定 ………………………………………………… 17

経会陰超音波の基本断面 ………………………………… 18

矢状断面でのプローブの動かし方 ……………………… 21

横断面でのプローブの動かし方 ………………………… 23

経腹・恥骨上での観察 ································ 26
  Point 鮮明に描出するコツ ························ 28
経会陰超音波での定量評価で用いるパラメーター ········ 30
  矢状断面でのパラメーター ···························· 30
  Point AoP（PA）とHDは角度のパラメーター ··········· 31
  Point PDとHSDは距離のパラメーター ················ 33
  横断面でのパラメーター ······························ 34
  Point MLA（MA）は角度のパラメーター，HPDは距離の
  パラメーター ·· 35
  Column AoPについてのエビデンス ····················· 36

Ⅲ 回旋異常の診断と対応 ········· 39

正常回旋と回旋異常 ··································· 40
  正常回旋とは ··· 40
  正常回旋時の基本的な動き ···························· 41
  回旋異常とは ··· 42
第2回旋の異常 ······································· 43
第2回旋の評価 ······································· 45
  経会陰超音波による診断の方法 ························ 45
超音波による第2回旋の異常の評価 ····················· 47

第2回旋の異常を疑う場合 49

経腹・恥骨上超音波 49

経会陰超音波 51

Point 児頭の進行方向（HDの向き）を見れば簡単にわかる！ 53

Point 前方後頭位と前方前頭位の経会陰超音波画像の比較 53

Advance 第1回旋の異常 54

超音波による第1回旋の異常の評価 55

回旋異常への対応 56

不正軸進入 57

正軸進入と不正軸進入 57

不正軸進入の診断 57

不正軸進入の種類 58

不正軸進入も超音波で診断できる 59

Ⅳ **Advance** 器械分娩を安全に行う 63
－リアルタイムでの経会陰超音波アシストによる器械分娩－

無痛分娩施行中の分娩停止 64

超音波併用で内診診断したのに娩出されないことがある？ 64

器械分娩について 65

鉗子分娩・吸引分娩の特徴：適応と要約 65

内診と鉗子適位の評価 ⋯⋯⋯⋯⋯⋯⋯⋯⋯⋯⋯⋯⋯⋯⋯ 68

器械分娩による牽引が可能な所見 ⋯⋯⋯⋯⋯⋯⋯⋯⋯ 70

器械分娩の前にAoPを確認する ⋯⋯⋯⋯⋯⋯⋯⋯⋯ 70

器械分娩の前にHPDを確認する ⋯⋯⋯⋯⋯⋯⋯⋯⋯ 71

安全に器械分娩ができる目安の画像とパラメーター ⋯⋯ 72

矢状断面でのパラメーター ⋯⋯⋯⋯⋯⋯⋯⋯⋯⋯⋯⋯ 72

横断面でのパラメーター ⋯⋯⋯⋯⋯⋯⋯⋯⋯⋯⋯⋯⋯ 73

リアルタイムでの経会陰超音波アシスト分娩・器械分娩 ⋯ 74

超音波を当てながらの器械分娩 ⋯⋯⋯⋯⋯⋯⋯⋯⋯ 75

分娩室が狭い場合の配置例 ⋯⋯⋯⋯⋯⋯⋯⋯⋯⋯⋯ 76

プローブを当てる位置 ⋯⋯⋯⋯⋯⋯⋯⋯⋯⋯⋯⋯⋯⋯ 77

プローブの当て方による違い ⋯⋯⋯⋯⋯⋯⋯⋯⋯⋯⋯ 78

児頭の軌跡 ⋯⋯⋯⋯⋯⋯⋯⋯⋯⋯⋯⋯⋯⋯⋯⋯⋯⋯⋯ 80

吸引分娩でのリアルタイム経会陰超音波 ⋯⋯⋯⋯⋯ 82

鉗子匙や吸引カップの見え方 ⋯⋯⋯⋯⋯⋯⋯⋯⋯⋯ 83

牽引方向の修正ができた症例 ⋯⋯⋯⋯⋯⋯⋯⋯⋯⋯⋯⋯ 84

吸引分娩において牽引方向が異なる2つの症例 ⋯⋯⋯⋯ 88

索引 ⋯⋯⋯⋯⋯⋯⋯⋯⋯⋯⋯⋯⋯⋯⋯⋯⋯⋯⋯⋯⋯⋯⋯⋯⋯ 98

ストリーミング動画視聴方法

本書の内容に関連した動画をメジカルビュー社のホームページでストリーミング配信しております。下記の手順でご利用ください（下記はパソコンで表示した場合の画面です。スマートフォンやタブレット端末などで見た場合の画面とは異なります）。

※動画配信は本書刊行から一定期間経過後に終了いたしますので，あらかじめご了承ください。

1 下記 URL にアクセスします。
https://www.medicalview.co.jp/movies/

2 表示されたページの本書タイトルそばにある「動画視聴ページ」のボタンをクリックします。

3 パスワード入力画面が表示されますので，利用規約に同意していただき，下記のパスワードを半角で入力します。

4 本書の動画視聴ページが表示されますので，視聴したい動画のサムネイルをクリックすると動画が再生されます。

スマートフォンやタブレット端末では，二次元バーコードから左記 **3** のパスワード入力画面にアクセス可能です。その際は二次元バーコードリーダーのブラウザではなく，Safari や Chrome，標準ブラウザでご覧ください。

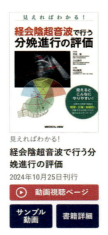
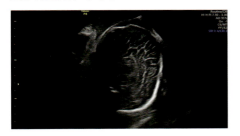

パスワード **45411298**

動作環境

※動画視聴の際にはインターネットへの接続が必要となります。下記は 2024 年 9 月時点での動作環境で，予告なく変更となる場合がございます。

※パソコンの場合は 2.0Mbps 以上の，タブレットの場合は WiFi や LTE 等の高速で安定したインターネット接続をご使用ください。

※通信料はお客様のご負担となります。

Windows
OS：Windows 11/10（JavaScript が動作すること）
ブラウザ：Microsoft Edge・Chrome・Firefox 最新バージョン

Macintosh
OS：13〜11（JavaScript が動作すること）
ブラウザ：Safari・Chrome・Firefox 最新バージョン

スマートフォン，タブレット端末
2024 年 9 月時点で最新の iOS 端末では動作確認済みです。Android 端末の場合，端末の種類やブラウザアプリによっては正常に視聴できない場合があります。

動画目次

I章　経会陰超音波とは？

動画タイトル	ページ
児頭下降による変化	6
プローブの当て方による超音波画像の見え方	7
児頭の矢状断面	7
冠状断面→横断面	8
児頭の矢状断面	9
児の体幹横断面	10

II章　経会陰超音波の基礎知識

動画タイトル	ページ
プローブの準備	15
プローブの当て方	16
画面の設定①深さ，明るさ，画角の設定	17
画面の設定②患者の登録	17
経会陰超音波の基本断面	18
プローブマークとプローブの向き	18
矢状断面でのプローブの動かし方①	21
矢状断面でのプローブの動かし方②	21
プローブを縦にして上下に動かした場合の超音波画像	21
プローブを縦にして左右に振った場合の超音波画像	22
横断面でのプローブの動かし方①	23
横断面でのプローブの動かし方②	23
プローブを横にして上下に動かした場合の超音波画像	24
プローブを横にして上下に振った場合の超音波画像	25

動画タイトル	ページ
経腹・恥骨上でのプローブの動かし方①	26
経腹・恥骨上でのプローブの動かし方②	26
経腹・恥骨上でプローブを左右に傾けた場合の超音波画像	26
経腹・恥骨上でプローブを前後に動かした場合の超音波画像	27
鮮明に描出するコツ	29
矢状断面でのパラメーター	32
AoP（PA）とHDは角度のパラメーター，PDとHSDは距離のパラメーター	33
児頭下降に伴い増加するパラメーター	33
横断面でのパラメーター	34
MLA（MA）は角度のパラメーター，HPDは距離のパラメーター①	35
MLA（MA）は角度のパラメーター，HPDは距離のパラメーター②	35

Ⅲ章　回旋異常の診断と対応

動画タイトル	ページ
眼窩が見える	49
脊椎が見える	50

Ⅳ章　Advance 器械分娩を安全に行う
－リアルタイムでの経会陰超音波アシストによる器械分娩－

動画タイトル	ページ
恥骨前面にプローブを当てた場合の超音波画像	78
恥骨上にプローブを当てた場合の超音波画像	79
吸引分娩時の超音波画像	82
牽引時に児頭が恥骨にぶつかっている様子の超音波画像	84
牽引方向の修正	87

著者・監修一覧

著者略歴

中山敏男（なかやま としお）

- 山王病院 副院長 / 産科・婦人科部長
- 国際医療福祉大学臨床医学研究センター 准教授

◇ 略歴
- 東京医科大学卒
- 前東京大学医学部附属病院女性診療科・産科助教
- 元公立昭和病院
- 元長野県立こども病院産婦人科医長
- 元総合母子保健センター愛育病院
- 元日立製作所日立総合病院

◇ 専門医等
- 日本産科婦人科学会認定指導医・産婦人科専門医
- 日本超音波医学会認定指導医・超音波専門医
- 日本周産期・新生児医学会認定周産期専門医
- 厚生労働省認定臨床研修指導医
- 日本乳がん検診精度管理中央機構乳房超音波検診読影認定医
- 日本産婦人科乳腺医学会乳房疾患認定医
- 日本胎児心臓病学会胎児心エコー認証医
- The Fetal Medicine Foundation 認定（Nuchal Translucency Scan, Nasal Bone, Ductus Venosus Flow, Tricuspid Flow）
- 母体保護法指定医

編著・監修

◇ 監修
平池　修　東京大学大学院医学系研究科産婦人科学講座准教授
入山高行　東京大学大学院医学系研究科産婦人科学講座准教授

◇ 編著
中山敏男　山王病院副院長 / 女性医療センター産科・婦人科部長

I 章

経会陰超音波
とは？

I章

経会陰超音波とは？

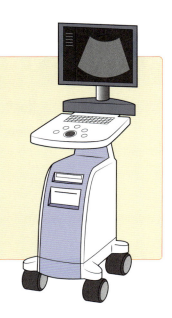

超音波ができる者は以下の誰か？
1. 臨床検査技師
2. 医師
3. 看護師
4. 准看護師
5. 助産師
6. 診療放射線技師

誰が超音波検査を行えるのか？

- 答えは1～6すべての職種で行うことが可能である
- 超音波検査は臨床検査技師以外にも，医師をはじめ，看護師，准看護師，診療放射線技師が行うことができ，臨床検査技師の独占業務ではない
- 看護師資格をもつ助産師も，もちろん可能である

正確な内診はとても難しい

初心者の助産師や医師にとって，正確な内診技術の習得に時間を要する

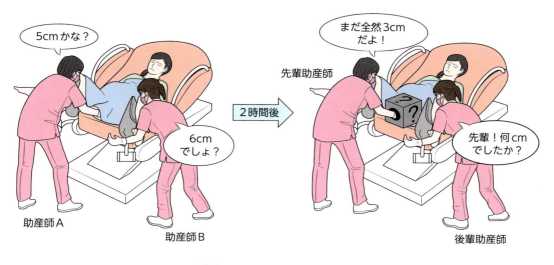

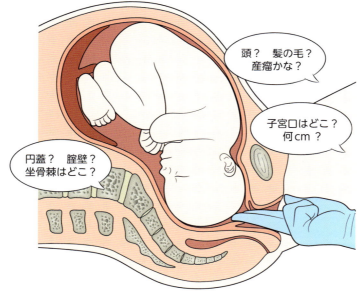

- 内診は主観的要素が強い手技である
- 骨盤内の状態（様子）を直接観察できない
- 視覚的に共有できないブラックボックスだからである

これまでは内診のみで分娩進行を評価していた

　われわれはこれまで内診により，子宮口開大や児頭の下降，児頭の回旋を診断することで正常の分娩経過に沿って進行しているか，逸脱しているかを判断して分娩進行を評価してきた。

　しかし，内診による児頭下降の評価は超音波での評価と比較すると76％も異なっていたという報告[1]や，回旋異常の評価は26.6％（前方後頭位で17％，後方・側方後頭位で46％）で異なっていたという報告[2]もあるくらい，内診のみの評価では正確性に乏しい。

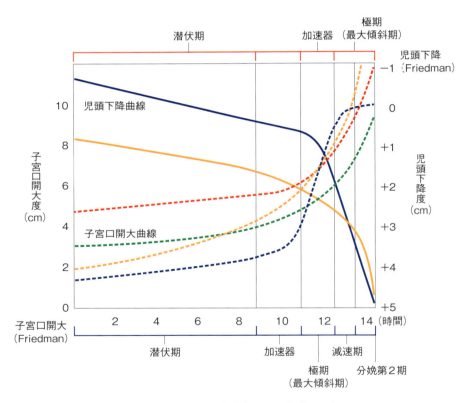

――― Friedmanの曲線[3]：1955年，500人の初産（半数が吸引・鉗子など）
――― Zhangの曲線[4]：2002年，1,162人の初産
――― 鈴木らの曲線[5]：2010年，2,369人の初産
――― 進藤・青木らの曲線[6]：
　　　2021年，9,481人の自然分娩の初産と経産

［成瀬勝彦，吉川紀子：正常分娩の経過とパルトグラム．ペリネイタルケア 2019; 38: 1140-4. より改変（出典元は文献3〜5より作成）］

経会陰超音波

　超音波プローブ（プローブ）を恥骨・陰唇間に当てることで，恥骨と児頭の関係から分娩進行を定性的・定量的にみることが可能である。

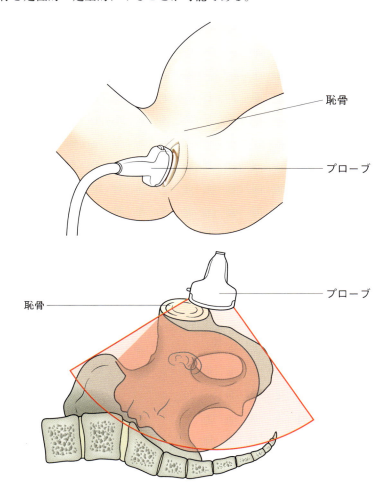

- 経会陰超音波は分娩進行を正確に評価し，内診所見を補完することが可能である
- 超音波を当てるだけで，難しい設定や操作を必要としない

児頭下降による変化

児頭の下降に従い，超音波画像の上のほうに児頭が移動している様子が観察できる。

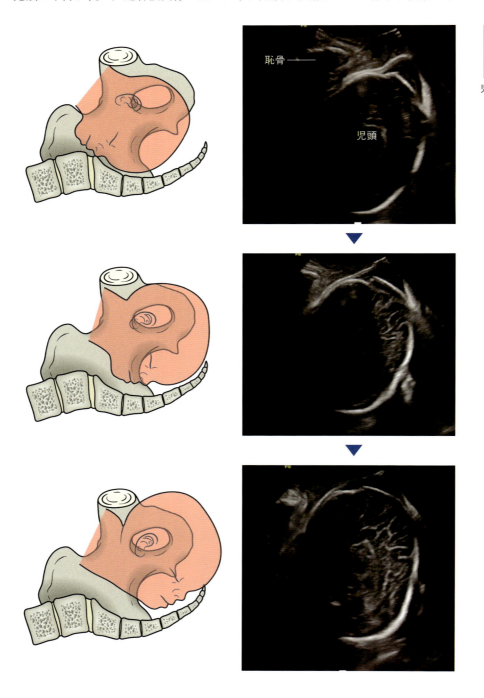

児頭下降による変化

プローブの当て方と見えるもの

　内診のみであると分娩進行の評価が不正確なこともあるため，超音波を用いることで児頭の下降や回旋の様子を正確に評価することが可能となる。

　図は経会陰超音波で陰唇から超音波を当てた状態である。下図はプローブを縦向きに当てたもの，次ページはプローブを横向きに当てたものであるが，経会陰でプローブを縦向きで当てると児頭の下降度がわかったり，努責でどの程度児頭が下降するかをみたりすることができる。また，プローブを横向きに当てると第2回旋の様子が観察できる。

経会陰

プローブを縦向きにする

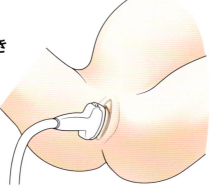

● 児頭の下降度や努責でどの程度児頭が下降するかを評価できる

プローブの当て方による超音波画像の見え方

児頭の矢状断面

● 児頭の矢状断面

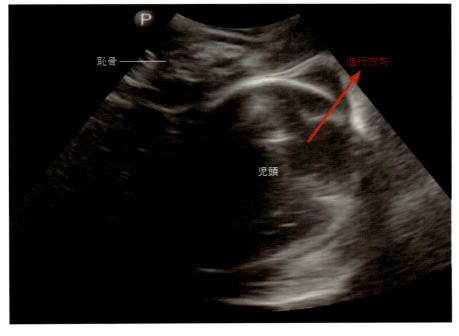

経会陰

プローブを横向きにして上下に振る

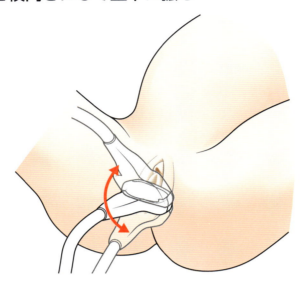

● 児頭の冠状断面

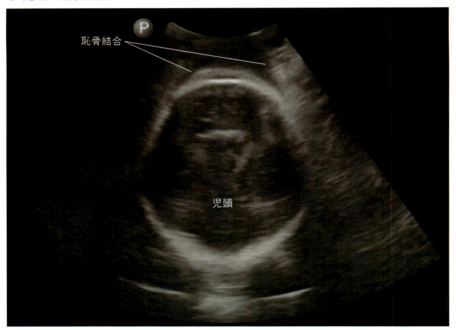

冠状断面→横断面

- 児頭の第2回旋の様子が観察可能

経腹上または恥骨上から，プローブを縦向きにして矢状断面を描出すると胎児の背中の向きで体の向き(胎向)，眼窩で児頭の向きを確認できる。また頸部の屈曲の具合で，第1回旋が正常で反屈でないかどうか，または恥骨に対してどの程度下降していて，児頭骨盤不均衡(cephalopelvic disproportion；CPD)がないかなども定性的にみることができる。さらに，プローブを横向きにすることで児背や眼窩で体の向きをみることも可能である。

経腹・恥骨上

プローブを恥骨上に当て左右に振る

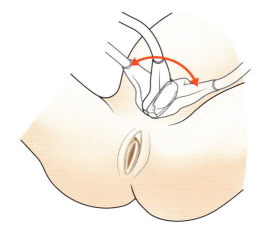

- 児背や児頭の向き(第2回旋)の様子で体の向きを確認
- 頸部の屈曲で第1回旋の様子が観察可能
  → 屈位か反屈か，屈曲の程度
- 恥骨に対してどの程度下降しているかが観察可能
  → 児頭骨盤不均衡(CPD)がないか

● 児頭の矢状断面

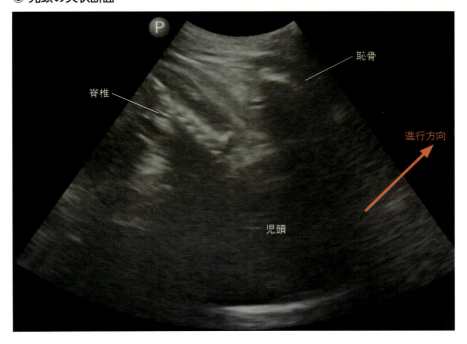

児頭の矢状断面

経腹・恥骨上

プローブを恥骨上に当て前後に動かす

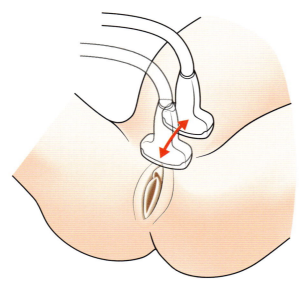

● 児の体幹横断面

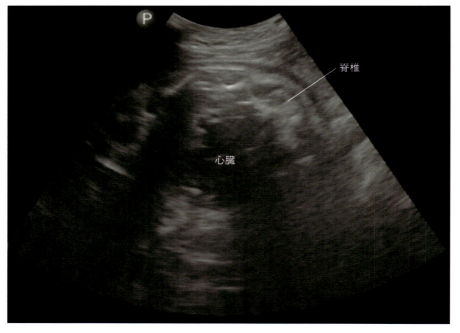

児の体幹横断面

●児背や児頭の向きで体の向きを確認できる

まとめ

　医師だけではなく，看護師，准看護師，看護師資格をもつ助産師も超音波を活用した分娩管理を行うことが可能である。

　有用な場面としては，経会陰超音波を用いて分娩の進行具合をみて，分娩が停滞しているかどうかを判断することができる。その原因が微弱な陣痛のものなのか，回旋異常によるものなのか，また，陣痛室から分娩室への移動のタイミングの判断に役立てたり，しっかりいきむと動いてくれるかどうか，さらに，下降が見えることで妊婦・家族とその状況を共有することが可能であり，ゴールが見えることで妊婦の励ましにつながることがわかっている。

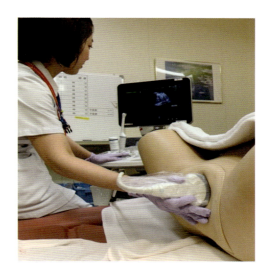

◇ 文献

1) Sherer DM, Miodovnik M, Bradley KS, et al: Intrapartum fetal head position I: comparison between transvaginal digital examination and transabdominal ultrasound assessment during the active stage of labor. Ultrasound Obstet Gynecol 2002; 19: 258-63.
2) Akmal S, Kametas N, Tsoi E, et al: Comparison of transvaginal digital examination with intrapartum sonography to determine fetal head position before instrumental delivery. Ultrasound Obstet Gynecol 2003; 21: 437-40.
3) Friedman EA: Primigravid labor; a graphicostatistical analysis. Obstet Gynecol 1955; 6: 567-89.
4) Zhang J, Troendle JF, Yancey MK: Reassessing the labor curve in nulliparous women. Am J Obstet Gynecol 2002; 187: 8249-8.
5) Suzuki R, Horiuchi S, OhtsuH: Evaluation of the labor curve in nulliparous Japanese women. Am J Obstet Gynecol 2010; 203: 226. e1-6.
6) Shindo R, Aoki S, Misumi T, et al: Spontaneous labor curve based on a retrospective multi-center study in Japan. J Obstet Gynaecol Res 2021; 47: 4263-9.

Memo

Ⅱ章 経会陰超音波の基礎知識

II章
経会陰超音波の基礎知識

さまざまな超音波機器とプローブ

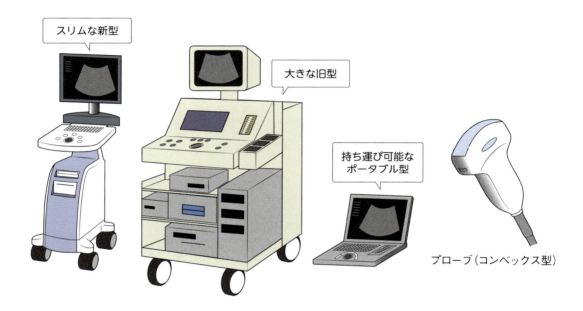

- 超音波機器は，古いものから新しいもの，大きいものから小さいもの，通常の経腹用のプローブ（扇形のコンベックス型），4Dや2Dのみのものなどさまざまなものがあるが，基本的にBモードで撮れるものであればどのような機能のものでも評価を行うことが可能である
- 特別な機能は不要で当てて見えれば十分なため，各施設にもともと用意されていたものをそのまま使用できる

プローブの準備

まずプローブの上にゼリーを塗り，その上からビニール袋もしくは内診の手袋をかぶせる。空気が入らないようしっかり引っ張り，上からゼリーを塗ると画像がよく見えるようになるが，羊水や産徴などが十分あればゼリーの塗布は不要である。ゼリーが多いと不快に感じる人もいるので，状況に応じて対応するとよい。

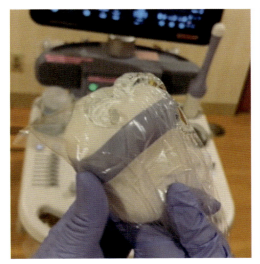

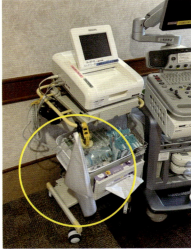

プローブの準備

- プローブの上にビニール袋や内診手袋を被せる。さらに上からゼリーを塗る（羊水や産徴など液体があればゼリーの塗布は不要）
- 筆者の施設では分娩監視装置（NST）や超音波の機械にビニール袋を吊り下げ，いつでも経会陰超音波ができるよう準備している

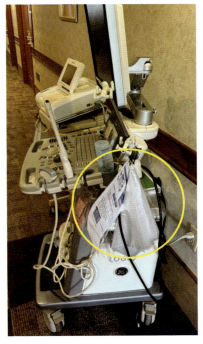

プローブの当て方

　陰唇や恥骨の上からプローブを当てることで画像が得られる。恥骨の上にプローブの上端を当てる感覚で行うと鮮明な画像が得られる。陰唇の間に当てると恥骨がよく見えない状態となってしまう。

恥骨の上にプローブの上端を当てる感覚で行う

プローブの当て方

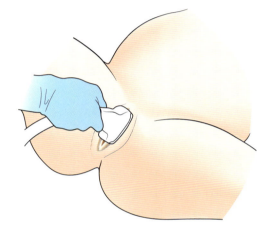

陰唇の真ん中に当てると恥骨がよく見えない

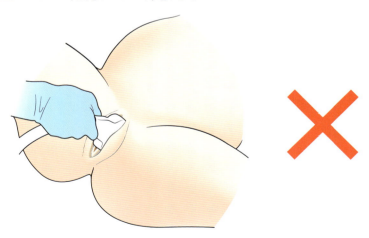

● 陰唇の間に入れるというよりも恥骨に当てるイメージで！

画面の設定

超音波装置の難しい設定は必要ない。

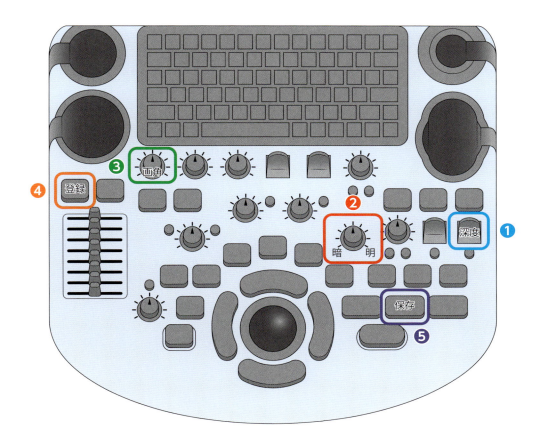

- 以下の３つを操作するとより鮮明な画像になる
  ❶深さを調節
  ❷ゲインを操作して明るさを調節
  ❸画角を広げて画像全体の範囲を広げる
- 画面の設定以外に２つの操作を行うことで，より便利に使用することができる
  ❹患者登録を行う
  ❺画像を保存する

画面の設定①
深さ，明るさ，
画角の設定

画面の設定②
患者の登録

経会陰超音波の基本断面

　経会陰超音波の基本画面（断面）は，プローブを縦向きに当てる矢状断面像と，横向きに当てる横断面像の2つである。プローブを当てたときは，児頭と恥骨が映るようになる。骨重積や産瘤，産道になる腟が描出される。プローブの片側にはプローブマークとよばれる出っ張りがあり，画面上のプローブマークと一致する。プローブマークを画面の左側に合わせて，手に持っているプローブマークが上にくるように調整する。

経会陰超音波の基本断面

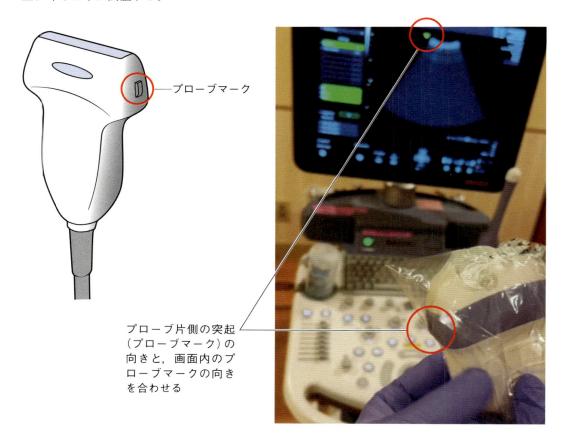

プローブマーク

プローブ片側の突起（プローブマーク）の向きと，画面内のプローブマークの向きを合わせる

プローブマークとプローブの向き

矢状断面

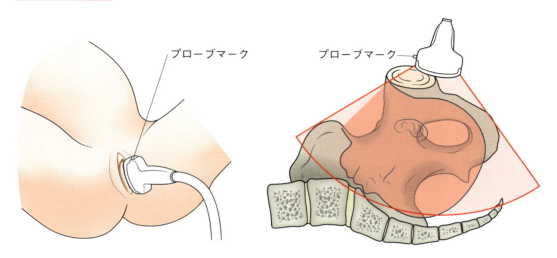

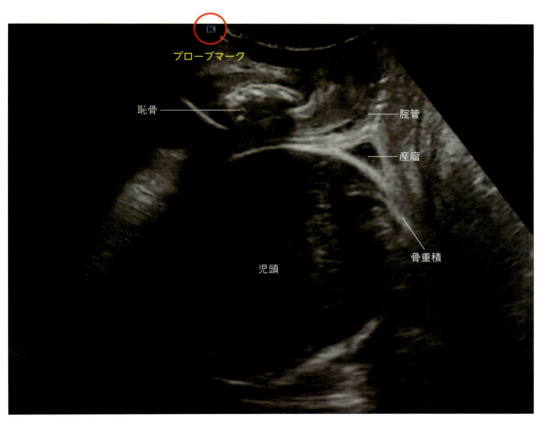

横断面

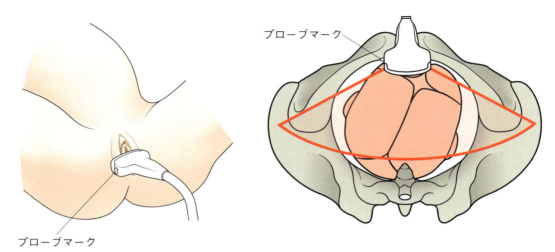

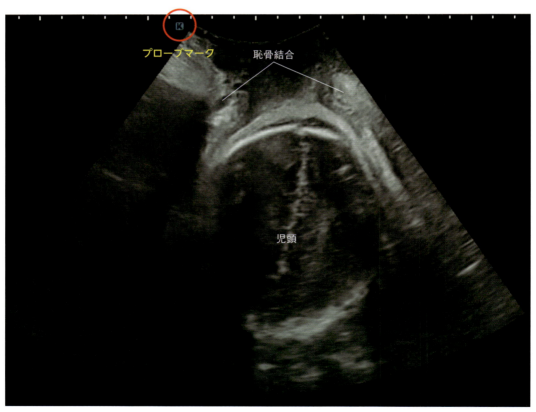

矢状断面でのプローブの動かし方

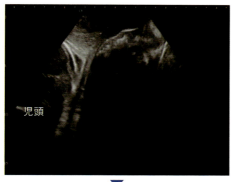

- プローブを縦に動かしたり横に振るなどして，恥骨と児頭が十分に映る位置に調整する
- 恥骨の全景を映す
- 恥骨を中央に水平に描出させる
- なるべく児頭全体を入れる

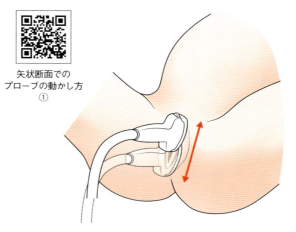

矢状断面での
プローブの動かし方
①

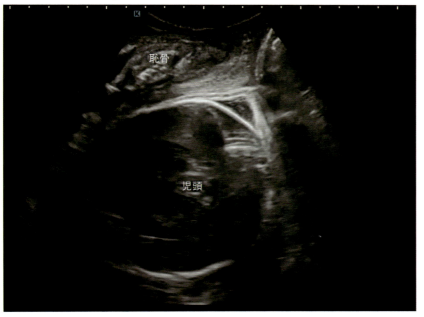

矢状断面での
プローブの動かし方
②

プローブを縦にして
上下に動かした
場合の超音波画像

II章

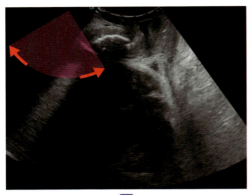

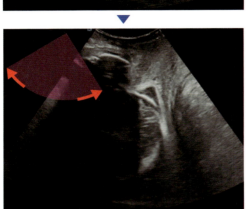

- プローブを縦向きにして持ち手側を左右に振り，恥骨と児頭が十分に映るよう調整を行う

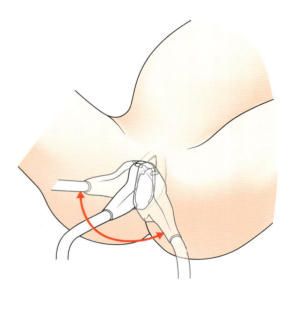

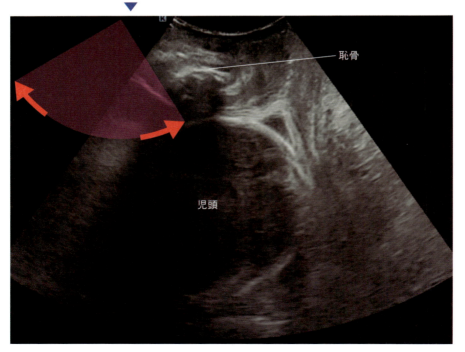

プローブを縦にして左右に振った場合の超音波画像

横断面でのプローブの動かし方

　横断面ではプローブを90°反時計回りに回転し，横向きにしたまま垂直に動かしたり，上下に振る（傾ける）ことで児頭全体や大脳縦裂を示すmidline echoが鮮明に描出される場所を探す。

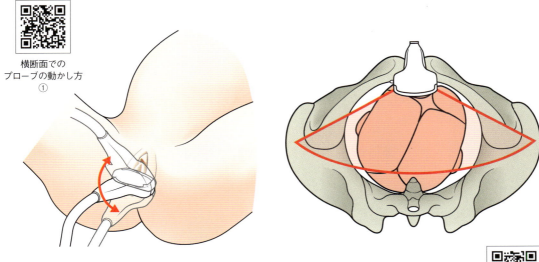

横断面での
プローブの動かし方
①

横断面での
プローブの動かし方
②

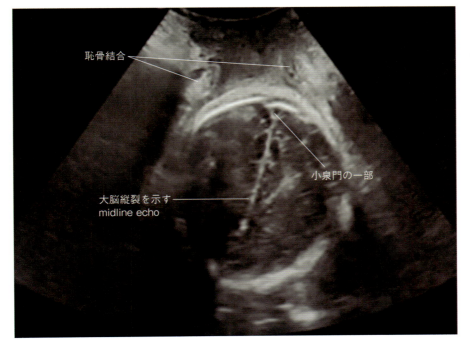

II章

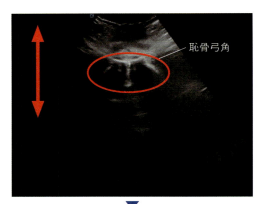
恥骨弓角

- プローブを横向き（水平）にしたまま垂直に動かす

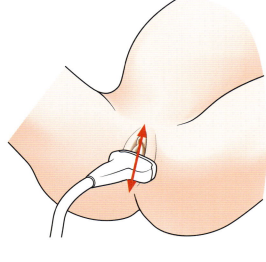

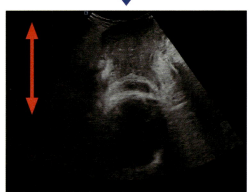

プローブを横にして
上下に動かした
場合の超音波画像

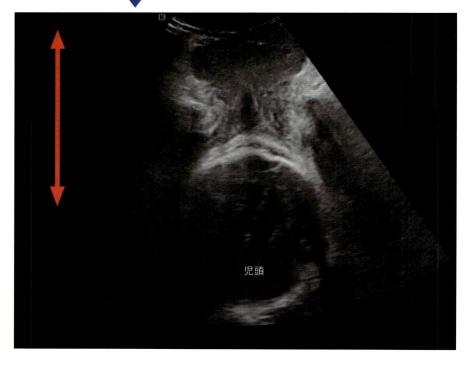
児頭

24

経会陰超音波の基礎知識

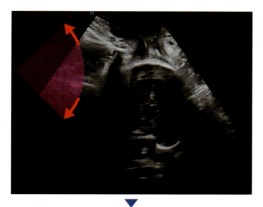

- プローブ先端は動かさず，持ち手側を上下に振る（傾ける）

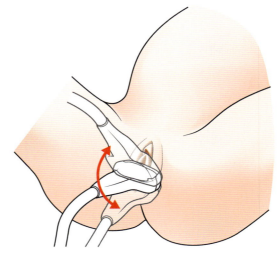

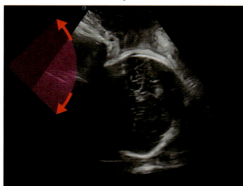

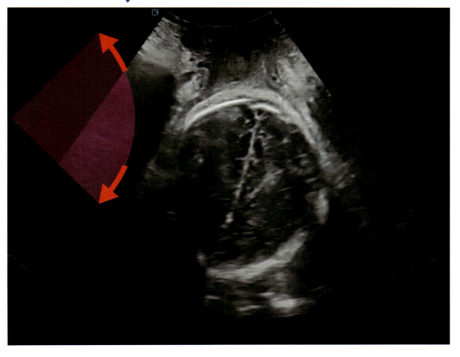

プローブを横にして
上下に振った場合の
超音波画像

II章

経腹・恥骨上での観察

　経会陰ではないが，プローブを恥骨の上で動かして経腹・恥骨上に映すことで，顔の向きや脊椎の位置から児頭の回旋の様子などをみることができ，臍帯の巻絡の様子をみることもできる。また，児頭の反屈や屈曲などの第1回旋の様子も観察できる。

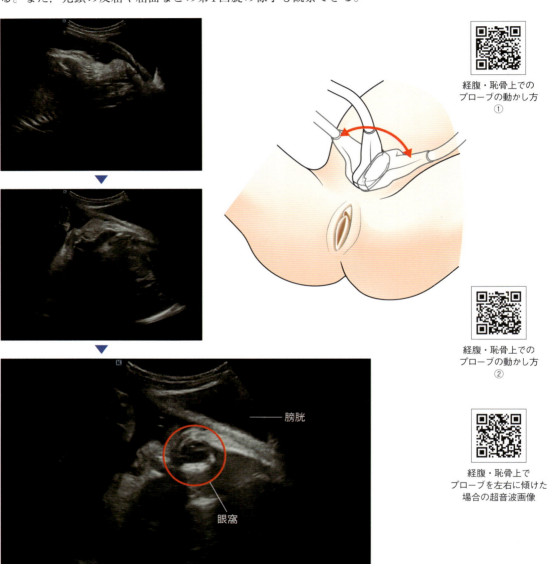

経腹・恥骨上での
プローブの動かし方
①

経腹・恥骨上での
プローブの動かし方
②

経腹・恥骨上で
プローブを左右に傾けた
場合の超音波画像

膀胱

眼窩

経会陰超音波の基礎知識

● 胎児胸郭の横断面

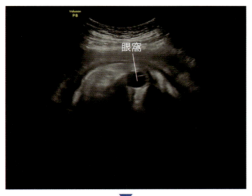

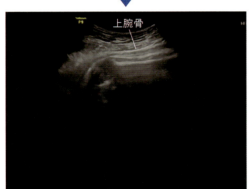

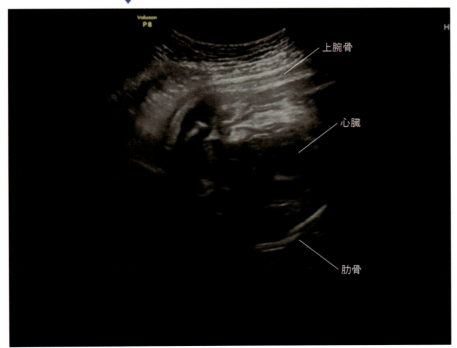

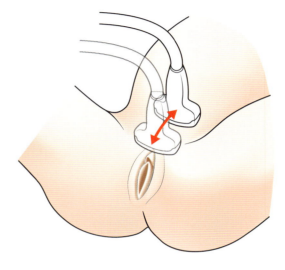

経腹・恥骨上で
プローブを前後に動かした
場合の超音波画像

27

Ⅱ章

Point 鮮明に描出するコツ

　画像を鮮明に描出するコツは，基本断面を最大限はっきりと描出させることである．矢状断面では恥骨がなるべく水平に映るようにして，児頭がモニターに最大限に映るようにして長軸像がわかるようにすると，より鮮明な画像が得られる．横断面では児頭に対して水平にプローブを当てることで，矢状方向を明瞭に，傾きを映すことが大切となる．

矢状断面像を描出するときのコツ

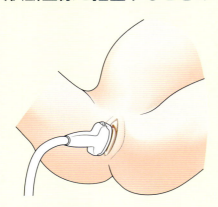
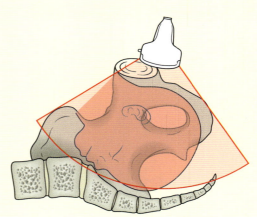

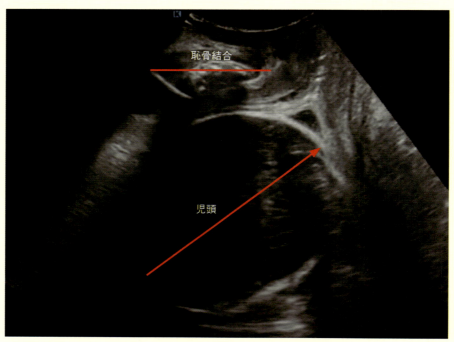

● 恥骨全体を水平にして児頭を最大限含める（長軸がわかるようにする）

経会陰超音波の基礎知識

横断面像を描出するときのコツ

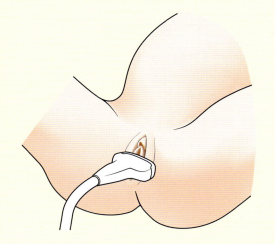
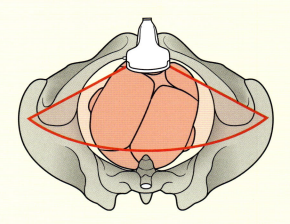

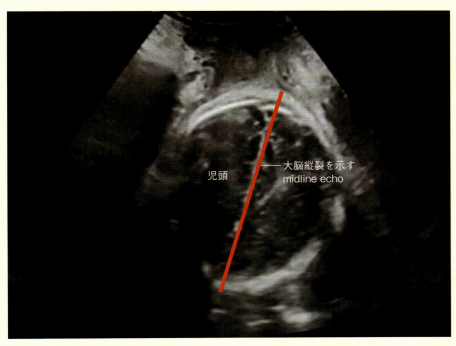

児頭
大脳縦裂を示す midline echo

- 児頭に対してプローブを水平に当て大脳縦裂を示す midline echo を明瞭に描出させる

鮮明に描出するコツ

29

経会陰超音波での定量評価で用いるパラメーター

　矢状断面，横断面での描出方法を述べたが，次に描出された超音波画像を用いて児頭下降度や回旋の評価を行う。評価を行うためにいくつかのパラメーターが用いられるので，以下に解説を行う。

矢状断面でのパラメーター

　経会陰超音波での定量評価で用いる矢状断面でのパラメーターは，①Angle of Progression (AoP) または Progression Angle (PA)，②Head Direction (HD)，③Progression Distance (PD)，④Head Symphysis Distance (HSD) の4つが挙げられる。

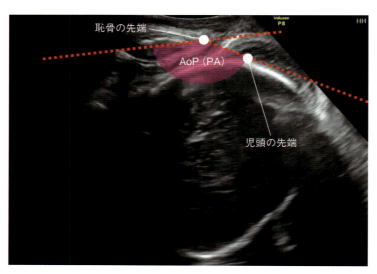

①Angle of Progression (AoP) または Progression Angle (PA)

恥骨両端を通る水平線と，恥骨先端から児頭先端を通る直線とで成す角度。

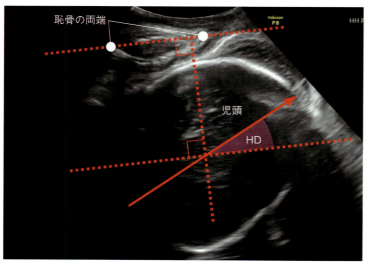

②Head Direction (HD)

恥骨両端を通る水平線からどれぐらい児頭が上向きになったかを示す。

経会陰超音波の基礎知識

 AoP(PA)とHDは角度のパラメーター

　AoPとHDは角度についてのパラメーターで，児頭が下降すればするほど角度が大きくなり，分娩が進行すればするほど角度が大きくなる。

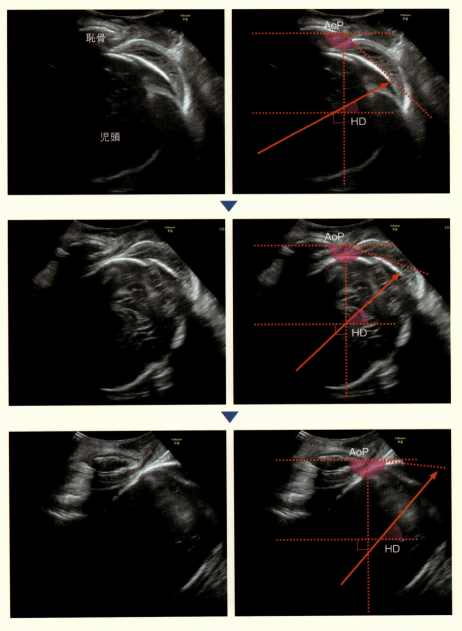

● 児頭が下降すればするほどAoPもHDも角度が大きくなる

31

③ Progression Distance (PD)
恥骨両端を通る水平線に直角で交わり恥骨先端を通る垂線および児頭先端を通る垂線の2本の垂線の間の距離。恥骨先端を通る垂線から児頭先端がどれだけ進行したかを示す。

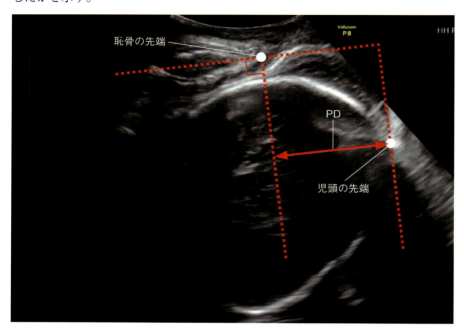

④ Head Symphysis Distance (HSD)
恥骨の両端を通る水平線と，その水平線と平行で児頭先端を通る水平線との距離を示す。

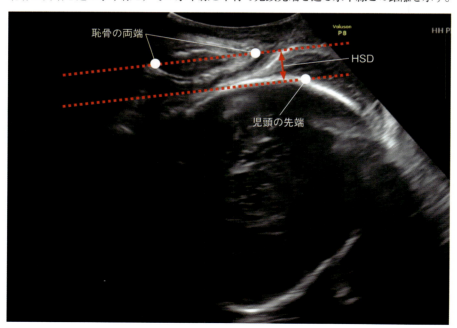

矢状断面での
パラメーター

経会陰超音波の基礎知識

 PDとHSDは距離のパラメーター

　PDとHSDは距離についてのパラメーターで，児頭が下降すればするほどPDが大きくなっていく。逆に児頭が下降すればするほどHSDは距離が縮まり，距離が短くなる。

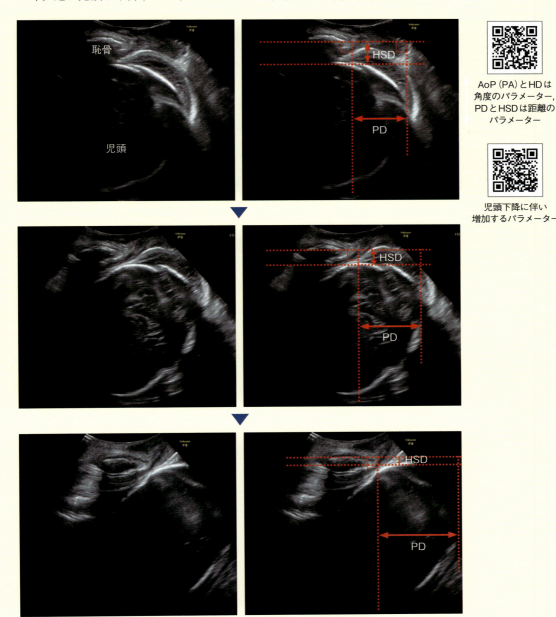

AoP（PA）とHDは角度のパラメーター，PDとHSDは距離のパラメーター

児頭下降に伴い増加するパラメーター

- 児頭が下降すればするほどPDは**大きく**なる
- 逆に，児頭が下降すればするほどHSDは**小さく**なる

33

横断面でのパラメーター

横断面で用いるパラメーターは①Midline Angle（MLAまたはMA），②Head Perineum Distance（HPD）の2つが挙げられる。

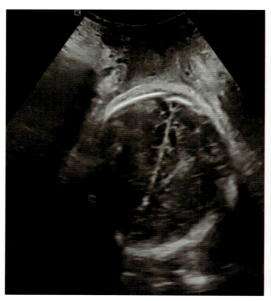
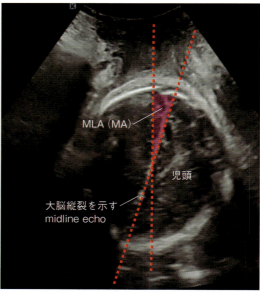

①Midline Angle（MLAまたはMA）

大脳縦裂を示すmidline echoのラインと交わる画面の垂線との角度。第2回旋をして矢状縫合が縦になればなるほど角度が小さくなる。前方前頭位でも縦になるので注意を要する。

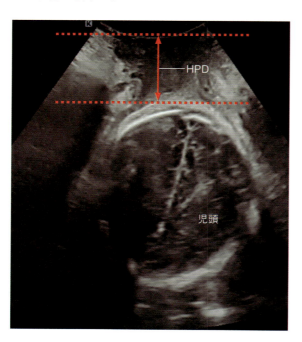

②Head Perineum Distance（HPD）

画面上端を通る水平線と児頭先端を通る水平線との距離。児頭が下降すればするほどHPDは小さくなっていく。

横断面での
パラメーター

経会陰超音波の基礎知識

MLA (MA) は角度のパラメーター, HPDは距離のパラメーター

　MLA (MA) は角度についてのパラメーターで, 第2回旋をして矢状縫合が縦になればなるほどMLAの角度は小さくなる。HPDは距離についてのパラメーターで, 児頭が下降すればするほどHPDは小さくなる。

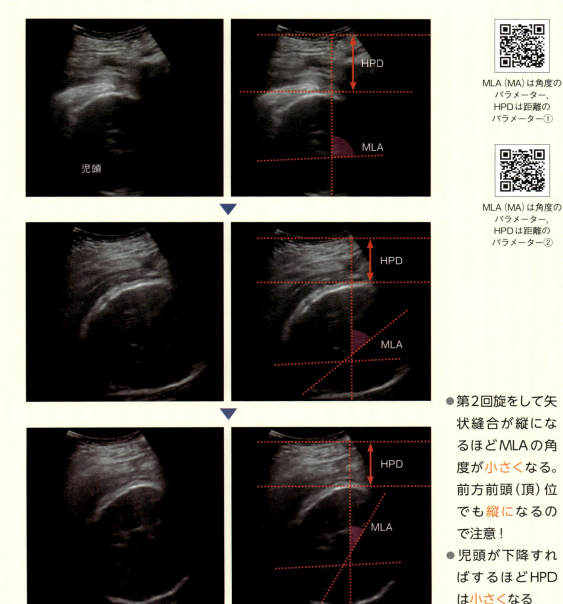

MLA (MA) は角度の
パラメーター,
HPDは距離の
パラメーター①

MLA (MA) は角度の
パラメーター,
HPDは距離の
パラメーター②

- 第2回旋をして矢状縫合が縦になるほどMLAの角度が小さくなる。前方前頭(頂)位でも縦になるので注意！
- 児頭が下降すればするほどHPDは小さくなる

35

Column AoPについてのエビデンス

　国際産婦人科超音波学会(International Society of Ultrasound in Obstetrics and Gynecology；ISUOG)の経会陰超音波についてのガイドライン[1]のなかで，AoPは内診によるステーションの評価と最も相関が強く，この表ではAoPが116°で±0，AoPが148°でステーションが3と示されている。つまり，ステーションが0，座骨棘のラインにまでくるのは，AoPが116°で，器械分娩が安全に施行できるとされているステーション3は148°までAoPが下がってきたと参考にすることができる。おおむね，このISUOGのAoP値を参考にすることはできるが，この値は非妊婦一人の骨盤部のCT画像を基に算出されたものであるため，実際の妊婦における値とは若干異なっていることが指摘されている。

● Conversion between angle of progression (AoP) and transperineal ultrasound (TPU) head station

AoP (°)	Head station (cm)	AoP (°)	Head station (cm)
84	−3.0	132	1.5
90	−2.5	138	2.0
95	−2.0	143	2.5
100	−1.5	148	3.0
106	−1.0	154	3.5
111	−0.5	159	4.0
116	0.0	164	4.5
122	0.5	170	5.0
127	1.0		

TPU head station calculated using formula obtained by regression of head station over angle of progression [TPU head station (cm) = AoP (°) × 0.0937 − 10.911].

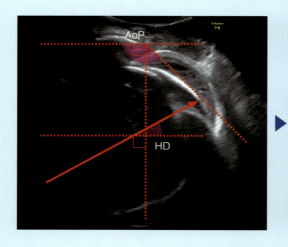 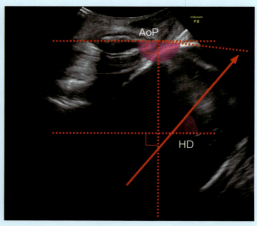

（文献1より作成）

まとめ

　経会陰超音波は陰唇の間からプローブを恥骨に当てるだけで画像を描出できる。プローブを当てるだけで恥骨や児頭が見え，定性的に以下のことがわかる。

①骨重積や産瘤があり有効陣痛があるかどうか

②児頭が恥骨を越えて下降しているか（つまりSeitz法＋のような明らかな児頭骨盤不均衡がないかを視覚的に判断できる）

③児頭が画像の上向きに進行しているか（つまりHDを正確に測定しなくても，水平より上向きに進行しているのであれば前方後頭位で正常回旋をしていることが推定できる）

④第2回旋がうまく行われているかどうか

　定性的な変化を見るだけでも十分に有効な手技であるが，紹介したパラメーターを比較することで経時的な変化を客観的に評価できる。

　さらに，器械分娩を行う前には必ず経会陰超音波を施行することが望ましい。なぜならパラメーターを活用することで，既知の報告などから安全に牽引できるかどうかを器械分娩を行う前に判断できるためである。また，牽引ができると判断した内診所見が超音波所見と乖離がないかを確認することで，より自信をもって牽引を行うことが可能となる。

　このような急速遂娩が必要な状況では，医療スタッフ間での情報共有が重要である。牽引が容易であるのか，困難が予想されるのかは，もし牽引が不成功だった場合，次の帝王切開につなげるためにも看護師や助産師との共有が欠かせない。また，指導する医師と指導される医師との間でも正確な所見を知ることは，無理のない指導下での牽引を補助することにつながる。

　分娩後に症例経過を振り返り医療者同士で認識を共有する場合でも，主観的な内診所見だけよりも，超音波画像を見てパラメーターを用いた所見の変化を得ることは，より正確な状況把握に寄与するだろう。

　各種パラメーターを用いた経時変化や状態把握により，回旋の状態や安全な器械分娩の補助にもつながる。

◇ 文献

1）Ghi T, Eggebø T, Lees C, et al : ISUOG Practice Guidelines: intrapartum ultrasound. Ultrasound Obstet Gynecol, 2018 ; 52 : 128-39.

Memo

Ⅲ 章

回旋異常の
診断と対応

Ⅲ章

回旋異常の診断と対応

正常回旋と回旋異常

　回旋とは，有効陣痛がきた後に児頭が最小周囲径で産道を通過してくる過程で，先進部が描く軌跡を正常回旋とよび，それ以外のものを回旋異常という。

正常回旋とは

　分娩時に児が下降する際，産道に合わせて児頭の先進部の位置が変化する。胎児は産道を回旋しながら下降していき，基本的には，児頭が下降して屈曲し（第1回旋），内回旋（第2回旋），伸展（第3回旋），外回旋（第4回旋）して娩出される。

第1回旋（屈曲）

　陣痛が始まり児頭が降下すると，児は前屈位となり頸部下端[頤（い）部]を胸部に近づける。

第2回旋（内回旋）

　児頭をねじ込むような動きで，小泉門を母体の恥骨側に向けるよう回旋し，縦軸に内回旋して骨盤内を下降する。

第3回旋（伸展）

　完全に回旋した後に伸展が開始され，屈位から反屈位となり完全に伸展する。

第4回旋（外回旋）

　肩甲部が骨盤出口を通過する際の外回旋に連動して児頭が側方に回旋し，胎勢が分娩開始前と同様の向きとなる。

正常回旋時の基本的な動き

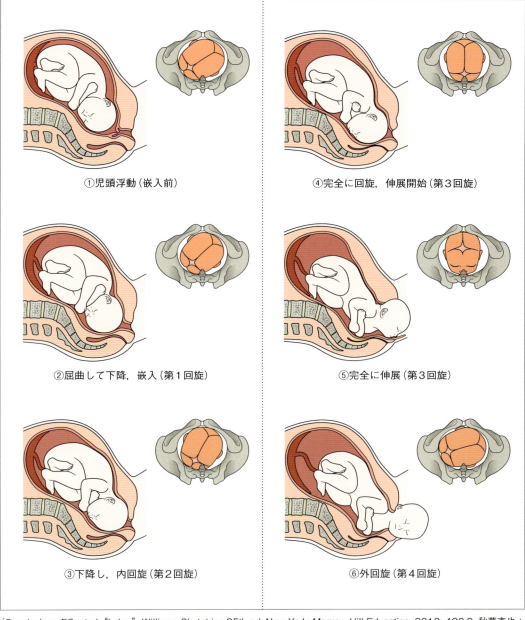

①児頭浮動（嵌入前）
②屈曲して下降，嵌入（第1回旋）
③下降し，内回旋（第2回旋）
④完全に回旋，伸展開始（第3回旋）
⑤完全に伸展（第3回旋）
⑥外回旋（第4回旋）

（Cunningham FG, et al: "Labor". Williams Obstetrics 25th ed. New York: Mcgraw Hill Education, 2018: 428-9. 秋葉直也：分娩進行のアセスメント5 回旋. ペリネイタルケア 2019：38；1175-9. より作成）

回旋異常とは

　回旋異常の大きな分類として，第1回旋の異常と第2回旋の異常，その他の回旋異常に分類される[1]。

◉ 回旋異常の分類

第1回旋の異常（反屈位）
・顔位，額位，前頭位

第2回旋の異常
1）第1回旋の異常から続く異常 　　前方前頭位 2）回旋ができない 　　低在横定位 3）前方回旋に失敗 　　後方横定位

その他の回旋異常
・頭頂位 ・不正軸進入 ・過剰回旋

（秋葉直也：分娩進行のアセスメント⑤回旋. ペリネイタルケア 2019：38；1175-9. より改変）

第2回旋の異常

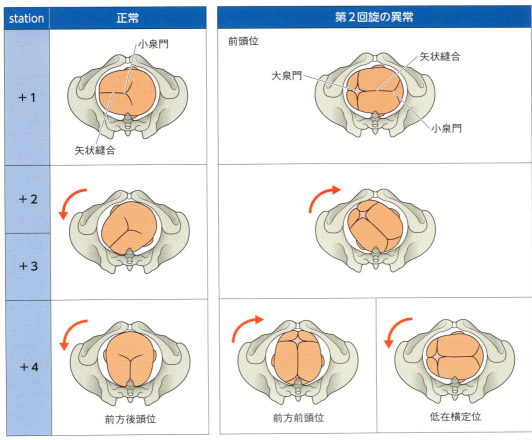

（酒井あゆみ，松永茂剛：回旋異常に気付くためにはどうする．ペリネイタルケア 2021；40；733-8. より改変）

　第2回旋異常の頻度は高く，超音波での診断も第1回旋異常に比べて容易であるため，本書ではまず第2回旋の異常について解説する。

　Station＋2以下に下降してきた際の正常回旋の場合は，児頭嵌入後に最大周囲径が骨盤入口部を通過し，骨盤濶部に入ると児頭は動きやすくなり，骨盤狭部や出口部は縦長の楕円形であるため，児頭は横径から縦径に回旋する第2回旋を始める。第2回旋の異常は，

1) 前方前頭位（前頂位）
2) 低在横低位
3) 後方後頭位

に分類される。

Ⅲ章

前ページの図のように正常回旋と第2回旋の異常の経過を比較した。おおよそstation＋1辺りまでは両者とも矢状縫合は横径に一致して先進する。

正常回旋である**前方後頭位**の場合は，大泉門は触知せずに小泉門が先進するよう矢状縫合が時計回転もしくは反時計回転し（図の場合は反時計回転），児頭下降に伴い矢状縫合が縦径（0-6時方向）に一致する。

第2回旋異常の**前方前頭位**の場合は，大泉門が先進し触知され，矢状縫合が時計回転または反時計回転し（図の場合は時計回転），おおよそstation＋4で大泉門が先進したまま矢状縫合が縦径（0-6時方向）に一致する。

第2回旋異常の**低在横定位**の場合は，回転しようとしたが回転できないまま下降し，おおよそstation＋4で矢状縫合が横径（3-9時方向）に一致して触知する。

第2回旋異常は産瘤や骨重積が強くなると児頭先進度もわかりにくく，小泉門と大泉門との区別も難しい。内診所見だけでは正確な診断はできないため，超音波検査を行い眼窩や脊椎の位置を確認し，また頸部の屈曲で回旋状態を知ることができる。

第2回旋の評価

経会陰超音波による診断の方法

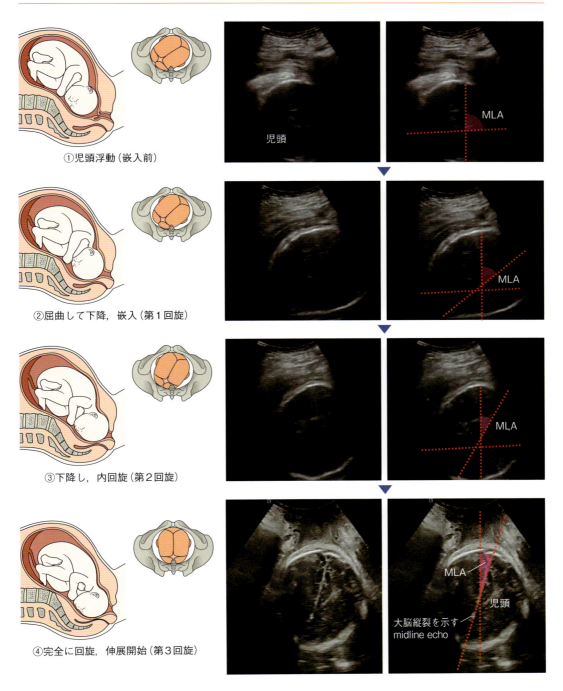

経会陰からの観察

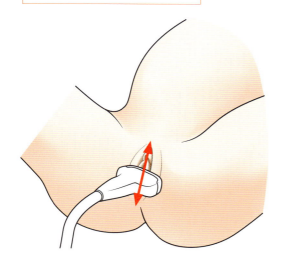
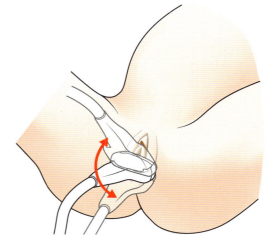

恥骨上・経腹からの観察

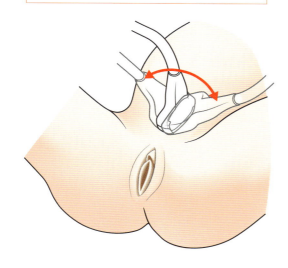
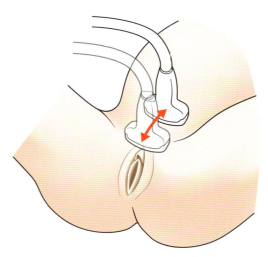

　プローブを動かして会陰からMLA断面を描出したり，恥骨上に移動して脊椎や眼窩を探すことで，次ページのように児頭の下降による第2回旋の様子を簡単に知ることができる。

　大脳縦裂を示すmidline echoがはっきり描出されるようプローブを上下に動かしたり，上下に振ったり（チルト走査）することで評価に最も適切な断面を探す。

超音波による第2回旋の異常の評価

経会陰超音波による診断の方法

　児頭が下降するに従い，骨盤の横径から縦径に一致するよう児頭が第2回旋をする。超音波を用いない内診では子宮口全開大後の内診にて大泉門・小泉門の位置や矢状縫合を確認して判断していた。超音波では産瘤が大きく泉門や縫合がわかりにくい場合でも，大脳縦裂を示すmidline echoがMLA計測の断面として容易に描出されるため回旋の状況を知ることができる。

恥骨上，経腹法と組み合わせによる確認

　よくあるピットフォールとして，矢状縫合が縦になっているからといって必ずしも正常な第2回旋とは言い切れないということがある。矢状縫合が縦になっていても前方前頭位であることはよく経験されるため，プローブを陰唇から恥骨上に移動させ眼窩が確認される前方前頭位であるか，脊椎が確認できる前方後頭位であるかをしっかりと確認することが望ましい。

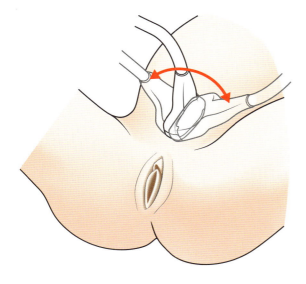

● 恥骨上からの走査で眼窩が見えるか脊椎が確認できるかを判断する

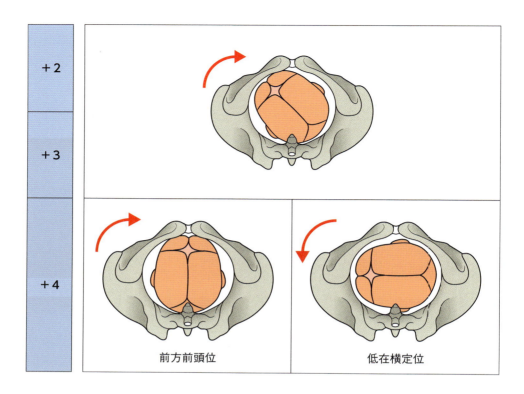

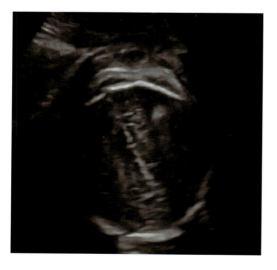
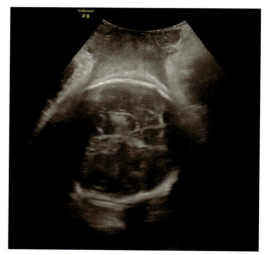

　正常回旋の場合と異なり，児頭が下降している状態でも midline echo が斜めのままや横向きの場合，または上向きでも恥骨上から眼窩が認められる場合は，第2回旋の異常を容易に診断することができる。

第2回旋の異常を疑う場合

経腹・恥骨上超音波

　経会陰超音波の場合は，プローブを縦向きに当てたり横向きに当てたりというだけでなく，経腹，恥骨上からプローブを当てることで回旋を確認し，眼窩が見えるか，脊椎があるかなどで補助診断を行うことが重要である。こういったときに臍帯巻絡を確認し，例えば2回，3回あった場合はそのせいで娩出しないのかなど，超音波で確認できるもので判断を早く行うことが可能である。

眼窩が見える

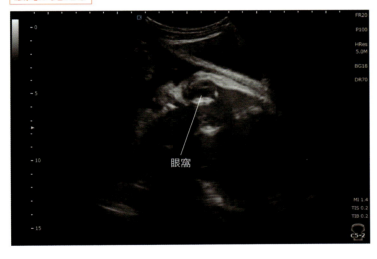

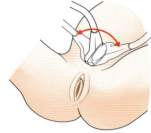

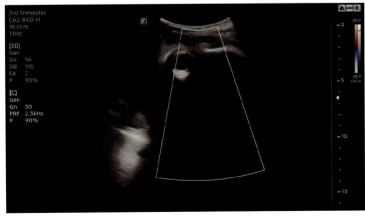

- 恥骨上よりプローブを縦向きに当て左右にふると，眼窩を示す黒く丸いエコー像が観察される
- 両側の眼窩が2つとも腹側にあれば前方前頭位に近いため，両側の眼窩の位置関係により横向きかどうかなどの判断が可能である

眼窩が見える

脊椎が見える

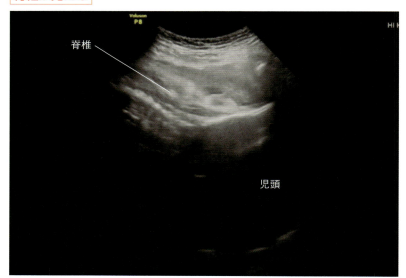

脊椎が見える

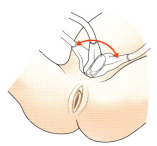

- 恥骨上よりプローブを縦に当て左右にふると，矢状断面の脊椎が画面上（母体腹側）に観察される．すなわち児が母体背側を向いており正常回旋であることがわかる

▼

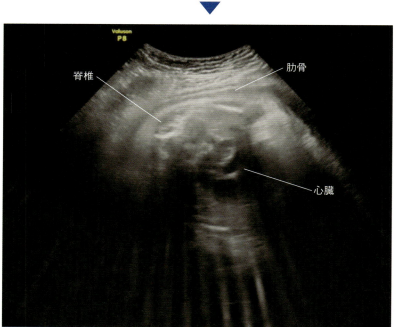
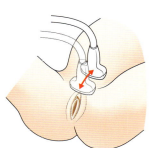

- 恥骨上よりプローブを横に当て上下に移動すると，胎児胸郭の横断面が観察できる．脊椎が母体腹側にあり，児が母体背側を向いていることがわかる

経会陰超音波

　第2回旋の異常を疑うときは，次ページのような画像が得られる。恥骨を越えて児頭が下降し，AoPやPDは十分大きく増大しているがHDが小さい場合は児頭の形も楕円ではなく，いびつな円形になっている。こういった場合は回旋異常の可能性が高い。通常の回旋異常がない状態であれば綺麗な円形で上向きが強くなる。従って，矢状断面で横向きが見られれば間違いなく回旋異常があると思いプローブを横向きにし，位置情報は縦だが腹部から超音波を当てることで眼窩が上にあるということが確認でき，第2回旋の異常と診断することが可能である。

　回旋異常なし

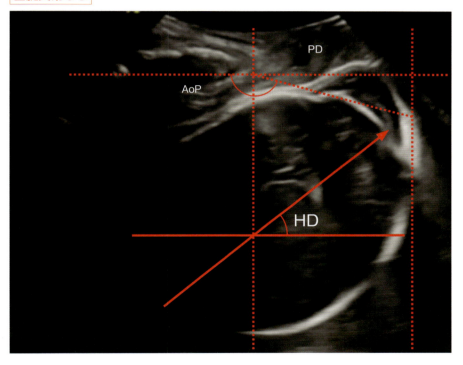

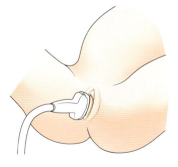

- 恥骨の先端を通る垂線を越えて児頭が下降している（つまりAoPとPDが増大している）のに伴って，児頭の進行方向が画面に対して上向きになっている（つまりHDが増大している）場合は正常回旋である

Ⅲ章

回旋異常あり

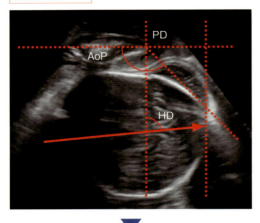
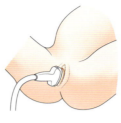

- 恥骨の先端を通る垂線を越えて児頭が下降している（つまりApPとPDが増大している）が，児頭の進行方向が水平に近い（つまり画面に対して上向きになっておらず，HDがあまり増大していない）場合は第2回旋の異常の可能性が高い

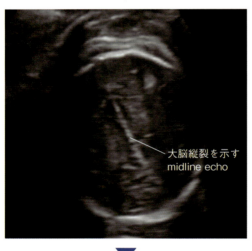

大脳縦裂を示すmidline echo

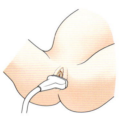

- その場合はプローブを反時計回転に横向きにしてMLAを確認する

- 大脳縦裂を示すmidline echo（矢状縫合と一致する）はほぼ縦であることがわかるが，さらにプローブを恥骨上に移動し，プローブを横向きにして観察すると眼窩を示す黒くて丸い2つのエコー像が観察され，顔が上向きであること（つまり前方前頭位であるということ）がわかる

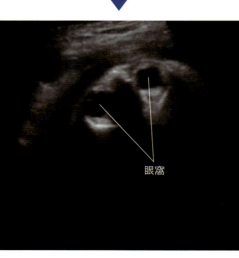

眼窩

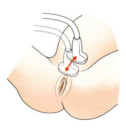

児頭の進行方向（HDの向き）を見れば簡単にわかる！

　通常，分娩進行が緩慢なときや，微弱陣痛を認めるとき，内診所見がわかりにくいとき（産瘤や骨重積が大きくわかりにくい），胎児徐脈を認めるときなどは回旋異常がある可能性を念頭に置いて診察を行う。それ以外にも，経会陰超音波で児頭下降を評価する際には，矢状断面で回旋異常を疑うことができる。恥骨に対して児頭の第3回旋を示すHDが少ない場合（児頭が上向きになっていない場合）は回旋異常であることが多いため，介入が遅くならないよう早期に診断するよいきっかけになる。正常な回旋のまま小斜径で進行すれば，児頭は当てているプローブ方向に向かい大きく上向きになり下降してくる。もし児頭が下降しているのに（つまりAoPも大きくなり，児頭の先端は恥骨先端の垂線を大きく越えているにもかかわらず）児頭の進行方向が上向きではなく，水平や下向きの場合はほぼ回旋異常である。また，児頭の形がきれいな楕円形ではなく，やや変形したいびつな丸型になっている場合にも回旋異常を強く疑う。

前方後頭位と前方前頭位の経会陰超音波画像の比較

上段：前方後頭位であれば児頭の形はきれいな楕円形となり，会陰方向に向かい上向きになる（HDが大きい）。

下段：前方前頭位であれば児頭の形はややいびつに変形し，水平方向や下向きに児頭が進行し，会陰方向に向かない（HDが小さい）。

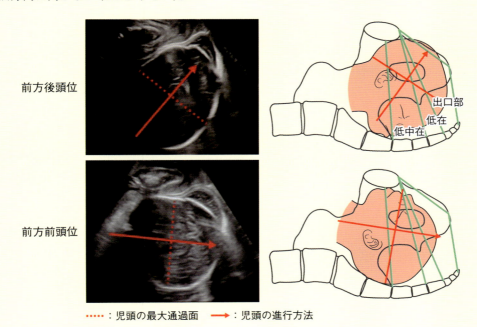

（中山敏男：経会陰超音波で回旋異常を見抜くコツは？ ペリネイタルケア 2021: 40; 785-90. より転載）

第1回旋の異常

　通常では，骨盤入口部で胎児が下顎を胸につけるよう，頸部を曲げて屈曲位をとる。この動きで最大周囲径は前後径（12cm程度）から小斜径（9.5cm程度）まで小さくなり，次の回旋に移行しやすくなる。

　胎勢異常では第1回旋の異常により反屈位をとる。反屈位の程度により，頭頂位，前頭位，額位，顔位に分類される。

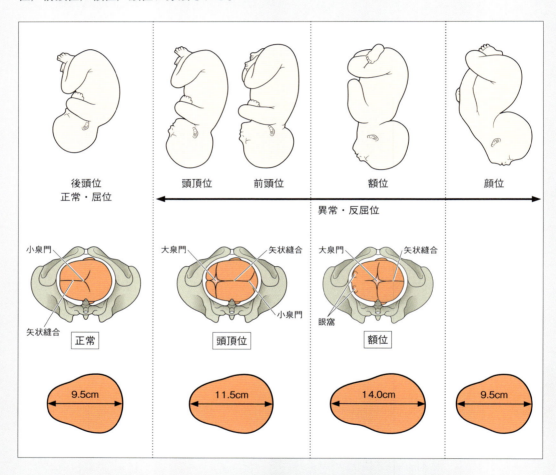

　内診では，正常な第1回旋の屈位の場合は小泉門が先進していることを確認できる。しかし，頭頂位の場合は大泉門と小泉門が同じ高さに触知し，前頭位では大泉門が触知，額位では大泉門や眼窩を，顔位では眼窩や鼻・口を触知する。

超音波による第1回旋の異常の評価

	経腹・恥骨上超音波	経会陰超音波
	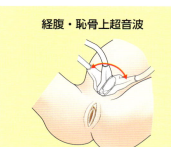	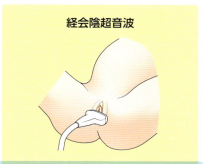
頭頂位 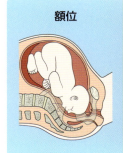	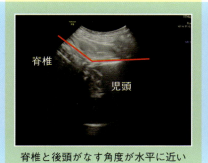 脊椎と後頭がなす角度が水平に近い	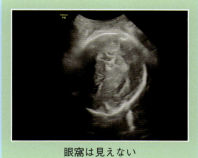 眼窩は見えない
額位	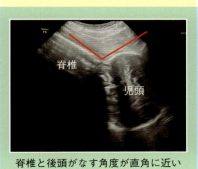 脊椎と後頭がなす角度が直角に近い	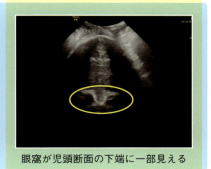 眼窩が児頭断面の下端に一部見える
顔位 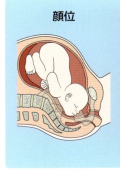	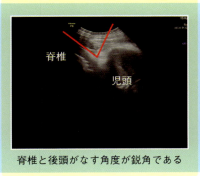 脊椎と後頭がなす角度が鋭角である	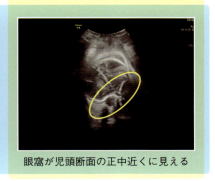 眼窩が児頭断面の正中近くに見える

55

回旋異常への対応

　分娩第2期における回旋異常は，自然に改善されずに分娩第2期遷延や分娩停止となりうる。その場合は陣痛促進剤使用や体位変換，用手回旋やキーラン鉗子などの回旋鉗子，吸引分娩や帝王切開による急速遂娩という選択が考えられる。分娩施設により対応が異なると思うが，体位変換などによる改善がみられるか，もしくは，特に経産婦の場合であれば回旋異常のまま下降が望めるかの経過観察を行いながら，医師や上級医へ次の対策を促す状況判断ができる。

　通常，回旋異常があれば，陣痛は強くなって自然に改善する場合もあり，回旋せずにそのまま分娩が進行する場合もある。特に経産の場合，例えば児が上向きのまま娩出されるということもありうる。回旋異常がありそのまま分娩が進行しないといった場合は，なんらかの介入が必要となる。例えば，児頭の位置が高ければ帝王切開が必要となり，児頭が下降していれば用手回旋や吸引分娩でそのまま娩出する，回旋鉗子などを用いるなどの方法がある。

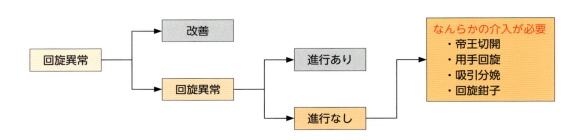

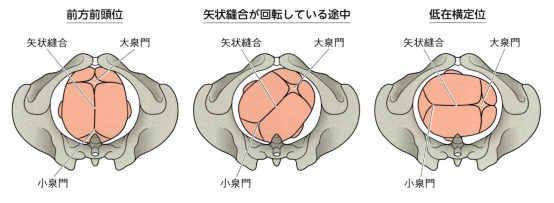

前方前頭位　　　矢状縫合が回転している途中　　　低在横定位

大泉門が先進し，矢状縫合が縦　　　　　　　　　　　矢状縫合が回転しないまま下降し，横径（3-9時方向）に一致する

不正軸進入

　p.42で紹介したような第1，2回旋の異常以外の回旋異常の1つに不正軸進入がある。筆者は超音波で不正軸進入が診断できるのかをよく質問されるが，不正軸進入についても超音波での診断が可能である。

正軸進入と不正軸進入

　正軸進入とは，児頭が骨盤入口に進入する際に，岬角と恥骨結合後面との中間に矢状縫合が位置し，児頭が骨盤入口面に平行に進入することである。
　対して不正軸進入とは，児頭が異常な角度で骨盤入口面に進入するものである。

不正軸進入の診断

　不正軸進入は診断が難しいといわれている。また，遷延分娩や分娩停止，難産，器械分娩や帝王切開になりやすく，分娩室で最も管理が困難な状態の1つである。世界的に共通した一元的診断・管理が定められていないことが管理が困難となる原因である。さらに他の回旋異常と合併することが多く，内診による正確な診断をさらに困難にする。

不正軸進入の種類

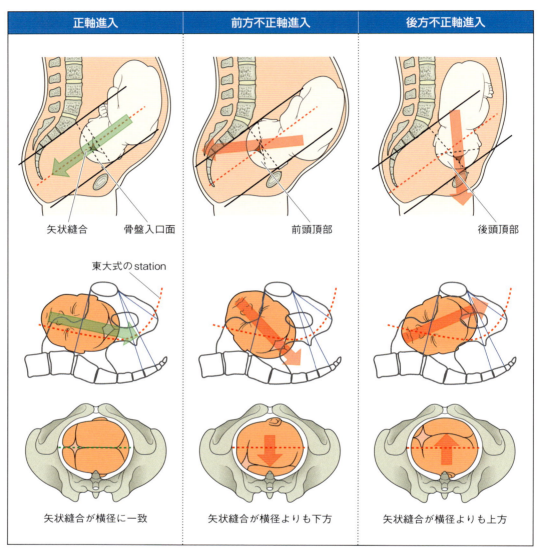

（文献2〜6を参考に作成）

- 前方不正軸進入
  →経産に多く分娩に特別な処置は不要な場合が多い
- 後方不正軸進入
  →初産に多く児の下降がきわめて困難となる

不正軸進入も超音波で診断できる

正軸

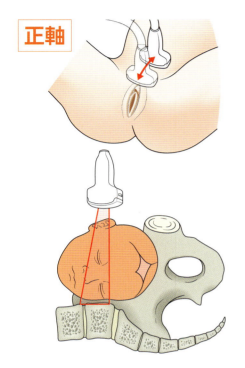

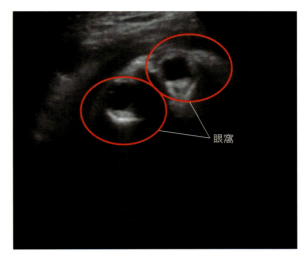

- プローブを横向きにした経腹超音波で児頭の横断面を描出する。普段は両側対称に眼窩が見える

不正軸

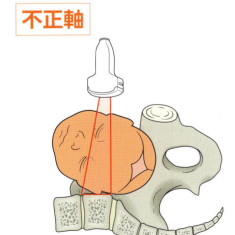

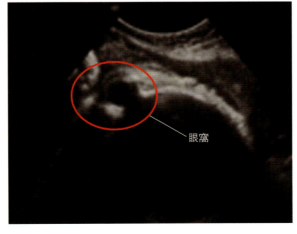

- 眼窩の超音波画像に非対称が見られたら不正軸進入が疑われる
- squint sign[3] といわれる片側眼窩のみ描出した超音波画像が得られる

正軸

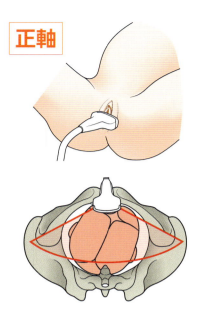
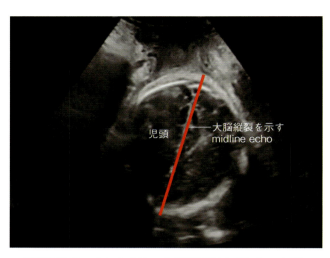

- 正軸進入であれば，大脳縦裂を示す midline echo は児頭の中心を通る

不正軸

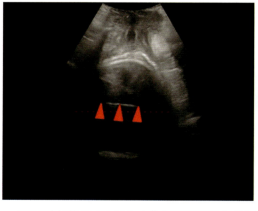
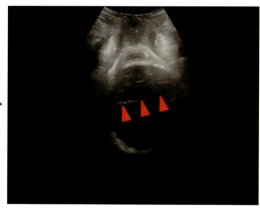

- 不正軸進入であれば大脳縦裂を示す midline echo は児頭の中心を通らず傾いて見える
- どの断面でもそうであるが「いつもと違う見え方」と気づくことが診断の第一歩である

まとめ

　回旋異常は遷延分娩や分娩停止の原因の1つである。また，近年増えている無痛分娩においても頻度が増える分娩異常でもある。

　回旋異常の診断の遅れは遷延分娩や分娩停止による母児の負担の増加につながり，必要な医療介入が遅れることでさらなる合併症増加や必要な人材確保の遅れにもつながる。

　内診は決して疎かにできない手技ではあるが，妊婦の疼痛が強いときや産瘤が大きいときなどは正確な回旋の評価は難しくなる。超音波を会陰から当てるだけでなく，恥骨上や腹部にプローブを移動させることで，胎児の体幹から児頭までを立体的に把握し，回旋のみならず下降や屈曲の状態までを評価し，そこに経時的変化を加えることでより正確な分娩進行評価が可能となる。

◇ 文献

1）武谷雄二，ほか監：回旋の異常．プリンシプル産科婦人科学 2 産科編 第3版．メジカルビュー社，東京，2014, p.530-8.
2）Hayden L：textbook of pediatric osteopathy. Elsevier, Edinburgh-Sydney, 2008.
3）Malvasi A, Tinelli A, Stark M：Intrapartum sonography sign for occiput posterior asynclitism diagnosis. J Matern Fetal Neonatal Med 2011；24：553-4.
4）Ghi T, Youssef A, Pilu G, et al：Intrapartum sonographic imaging of fetal head asynclitism. Ultrasound Obstet Gynecol 2012；39：238-40.
5）Malvasi A, Barbera A, Di Vagno G, et al：Asynclitism: A literature review of an often forgotten clinical condition. J Matern Fetal Neonatal Med 2015；28：1890-4.
6）Blayney MP：Asynclitism--a cause of prolonged labour in African multiparae. East Afr Med J 1989；66：280-4.

Memo

Ⅳ章

Advance

器械分娩を安全に行う

―リアルタイムでの経会陰超音波アシストによる器械分娩―

IV章

Advance
器械分娩を安全に行う
－リアルタイムでの経会陰超音波アシストによる器械分娩－

無痛分娩施行中の分娩停止

　近年無痛分娩の需要が高まってきており，無痛分娩を導入する病院も増えてきている。それに伴い，分娩停止や努責ができないという理由で分娩が遷延停止し，吸引分娩，鉗子分娩などの器械分娩が増えてきている。

　このときにクリステレル胎児圧出法を併用したり，何回も吸引を行い，そのうえで鉗子を使用するという行為はなるべく避けたい。器械分娩の不成功例，吸引・鉗子を併用した場合には，胎児への影響として，頭蓋内出血や顔面神経麻痺，頭部外傷，痙攣などの合併症が起こりやすく[1,2]，母体も3度，4度の腟壁裂傷，血腫や分娩後異常出血（postpartum hemorrhage；PPH），臓器損傷などの副作用が起こりうるためである。

　さらに，結局経腟分娩に至ることなく緊急帝王切開になると，娩出までさらに時間が経って児の状態が悪化してしまう。

超音波併用で内診診断したのに娩出されないことがある？

　器械分娩時に限らず，超音波併用で内診診断を行った場合でも，うまく娩出できないことがある。それには以下のような理由が考えられる。

①内診の評価が違う（児頭下降や回旋）
②産瘤が増大して下降しているように錯覚する
③牽引する方向が違う
④回旋異常があるため通過面が大きく，過程が異なる

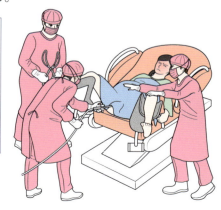

器械分娩について

　訴訟リスクが高いといわれる現代の産科診療では，児頭の位置が高い場合や回旋異常がある場合など，器械分娩が難しいと予測される状況では，帝王切開のほうが選択されやすい。

　しかし器械分娩は娩出までの時間が帝王切開と比較して短時間であるため，急激な母児の状態悪化に対して安全に施行できる条件が遵守されていれば，器械分娩を施行するほうが母児の予後に寄与する。ただし，時間的制約などの社会的な理由や，分娩進行の誤った判断などにより器械分娩を行うと，母体の高度腟壁裂傷や子宮破裂，児の頭血腫や帽状腱膜下血腫などのリスクが増加する。そのため，正しい分娩進行評価と鉗子・吸引適位の評価が必要である。

鉗子分娩・吸引分娩の特徴：適応と要約

　現在わが国の鉗子分娩で使用される鉗子は主に約3種類（図1a〜c）あり，一般的に鉗子といえば東大式ネーゲレ鉗子のことを指す。回旋異常に対する回旋鉗子である東大式キーラン鉗子，骨盤位経腟分娩の場合に児頭を牽引するための後続児頭鉗子であるパイパー鉗子は，帝王切開を行う症例が増えたこともありその技術を習得している医師は多くない。

　鉗子分娩を行う際には，まず鉗子の擬持・合致を確認して同じ種類のサイズの合った鉗子同士かを確認することから始まる。違う種類はもちろんのこと，合致しないものがあると児の頭部外傷が起こりうる。

　吸引分娩に関して，最近ではキウイカップなどのディスポーザブルの器具がよく使用される。帝王切開用の薄型カップの製品もあり，器械や電源の準備が不要で迅速に施行できるため便利である。ソフトカップや金属カップを吸引娩出器に接続して行う方法も，もちろん多くの施設で行われている（図1d〜f）。

　頻回な子宮底圧迫を併用した複数回の吸引分娩による児頭牽引や，それに続く鉗子分娩，もしくはそれでも娩出しない場合の緊急帝王切開の末に，児が脳性麻痺に至り，訴訟となったこともある。そのような事態を避けるためには，果たしてそれらの器械分娩が行われるべき適応（行うべき理由）と要約（行うことができる条件）がしっかりと遵守されているのかを，器械分娩を施行する前に確認する必要がある。

Ⅳ章

図1：鉗子と吸引分娩の器具の種類

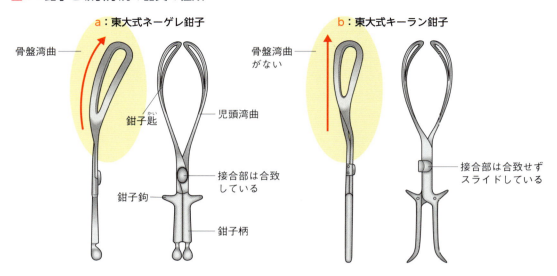

a：東大式ネーゲレ鉗子 — 骨盤湾曲／鉗子匙／児頭湾曲／接合部は合致している／鉗子鉤／鉗子柄

b：東大式キーラン鉗子 — 骨盤湾曲がない／接合部は合致せずスライドしている

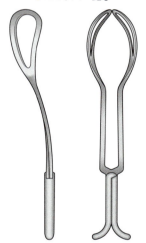

c：パイパー鉗子

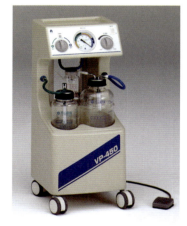

d：アトム吸引娩出器VP-450

（画像提供：アトムメディカル株式会社）

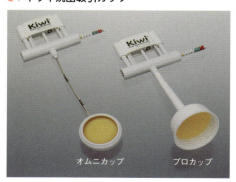

e：キウイ娩出吸引カップ

オムニカップ　　プロカップ

（画像提供：アトムメディカル株式会社）

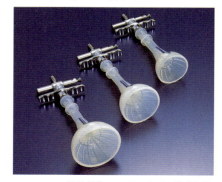

f：ソフトバキュームカップ

（画像提供：ソフトメディカル株式会社）

●適応と要約について

『産婦人科診療ガイドライン 産科編2023』 CQ406「吸引・鉗子娩出術，子宮底圧迫法の適応と要約，および実施時の注意点は？」[3]において，以下のAnswerがある。

---

2. 吸引・鉗子娩出術および子宮底圧迫法は，急速遂娩以外には実施しない．(A)

4. 吸引・鉗子娩出術，子宮底圧迫法は，は実施前に以下の適応のいずれかがあることを確認する．(B)
   1) 胎児機能不全（non-reassuring fetal status）．
   2) 分娩第2期遷延または分娩第2期停止．
   3) 母体合併症（心疾患など）または著しい母体疲労のため，分娩第2期短縮が必要と判断された場合．

5. 吸引・鉗子娩出術，子宮底圧迫法を実施する場合は以下を満たしていることを確認する．
   1) 児成熟度：吸引娩出術では，妊娠34週以降．(C)
   2) 子宮口全開大かつ既破水．(B)
   3) 児頭下降度
   　①吸引娩出術では，児頭が嵌入している．(A)
   　②鉗子娩出術では，原則として低い中在（中位）またはそれより低位．(B)
   　③子宮底圧迫法は，先進部がステーション＋4～＋5に達していて，吸引・鉗子娩出術の準備状況から，それよりも早期に娩出が可能と判断した場合のみ単独で行うことが許容される．(B)
   4) 児頭回旋：鉗子娩出術では，原則として矢状縫合が縦径に近い（母体前後径と児頭矢状径のなす角度が45度未満）．(B)
   5) その他：子宮底圧迫法では，多胎分娩で，当該児以外の胎児が子宮内にいない．(C)

分娩第2期の分娩停止の判断基準は，初産婦で2時間（硬膜外麻酔下では3時間），経産婦で1時間（硬膜外麻酔下では2時間）の間に進行の変化がない場合とされている[2]。しかし，分娩の進行は個人差が大きいため，母体の状態や胎児のwell-beingに問題がなければ，それ以上の時間経過であっても経過観察が可能である。Non reassuring fetal status（NRFS）に際してはすぐに内診を行い吸引・鉗子分娩が可能かどうかを判断し，適位ではない場合は帝王切開の準備を進める。

内診と鉗子適位の評価

　児頭を安全に牽引することができるかどうかの評価は，内診により児頭の先進部と最大周囲径の位置，回旋の状況から判断する。内診によるstationの評価には図2, 3で示したようなDeLeeのstationと東大式stationという2つの概念がある。

　DeLeeのstationはHodgeの平行平面を基準にして垂直方向に何cm下降しているかを示すが，実際の骨盤誘導線は弧を描いているため客観性に欠ける。それに対して東大式のstationは骨盤誘導線に沿って何cm下降しているかという概念であり，より客観的である[4, 5]。これらの内診診断に経会陰超音波による評価を加え，より正確でより客観的に児頭の下降や回旋を診断することで安全に器械分娩が行うことができると考える。

　児頭の先端の位置はAoPを計測することで内診評価のstationと比較できる。また児頭最大通過面の位置は，児頭中心が恥骨に対してどの位置にあるかをみることで推測できる。児頭中心が恥骨先端を通る垂線を越えてくれば濶部下腔にあり低中在にあると推定できる。恥骨先端と最大通過面の位置を視覚的にとらえることで，内診評価をより正確に行うことができる。

図2：Stationの評価方法と小骨盤腔内での最大通過面の位置の表現

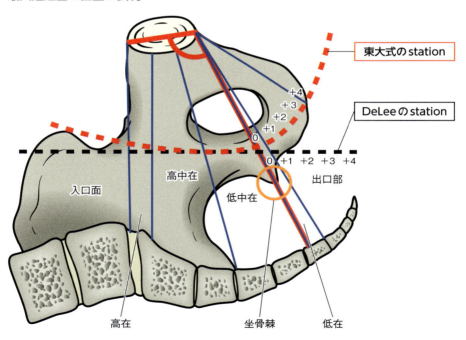

図3：内診評価の変化（回旋異常や極端な産瘤などがない場合）

最大通過面が**入口部**にある

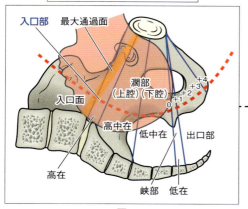

● 児頭の下降に伴い，児頭先進部のstationの評価や最大通過面の位置が変わる

最大通過面が**濶部下腔**にある

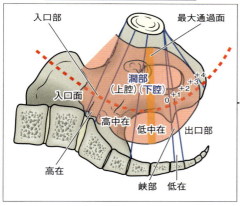

児頭最大周囲径の小骨盤腔内の位置	内診における表現	およその東大式station目安	恥骨結合裏面の触れ方
入口面より上	浮動〜可動	〜−1	全触〜2/3触
入口面	固定〜嵌入	0	1/2触
入口部	高在	+1	1/3触
濶部上腔の下方	高中在	+2	下縁
濶部下腔	低中在	+3	不触
峡部	低在	+4	不触
出口部	出口部	+5	不触

最大通過面が**出口部**にある

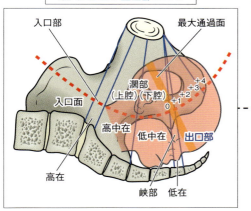

（文献4，5を参考に作成）

器械分娩による牽引が可能な所見

器械分娩の前にAoPを確認する

　p.67に示した『産婦人科診療ガイドライン』において，吸引娩出術では児頭が嵌入していること，また鉗子娩出術では原則として低い中在またはそれより低位を要約としている。前頁の内診における評価では，低い中在はstation＋3に相当し，内診では恥骨に触れない位置である。

　p.36でも紹介したstationとAoPの対応表では，station＋3はAoP＝おおよそ150°に相当する。そのため下記のような超音波画像を見たときにAoPが少なくともおおよそ150°以上あり，内診にて恥骨結合が触れないくらいの下降があれば牽引できる可能性が高いといえる。

　明確な基準はないが，吸引娩出術において安静時AoPが146°以上であれば不成功率は低い[6]，努責時のAoPが154°以上であれば不成功率が低い[7]などの報告もある。

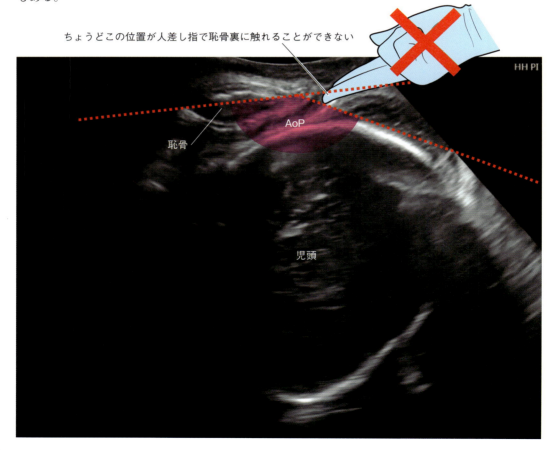

ちょうどこの位置が人差し指で恥骨裏に触れることができない

器械分娩の前にHPDを確認する

　以下の超音波画像では，MLAの向きや眼窩の位置を確認することで第2回旋の様子が観察できる。それ以外にも，児頭から画面上端までの距離（HPD）からどれくらい児頭が下降しているかが，すぐに判断できる。

　回旋異常がなく（＝前方前頭位）HPDが短い（＝下降が十分であれば）場合は，その時点で牽引が容易であることが推定できる。

　逆に，回旋異常があり（＝前方前頭位や低在横定位）HPDが長い（＝児頭下降が十分でない）場合，牽引を行っても不成功となる可能性が高い。

　これについても明確な基準はないが，吸引娩出術を施行した際に，回旋異常がなく（前方後頭位）HPDが35mm以下であれば，2%程度しか帝王切開にはならず，回旋異常があり（前方前頭位や低在横定位）HPDが35mm以上ある場合は35%もの症例で帝王切開が必要だったという報告[8]もあり，吸引娩出術を施行する際の参考になる。

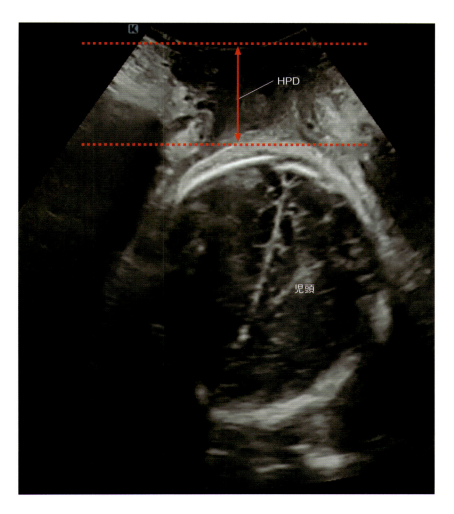

安全に器械分娩ができる目安の画像とパラメーター

矢状断面でのパラメーター

　HDに関して明確な基準はないが，45°以上など児頭が上向きであれば回旋異常のない可能性が高く牽引しやすい。

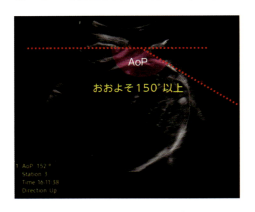

- AoPは少なくとも安静時でおおよそ150°以上あるのが望ましい
- 努責によりAoPの角度が増加することが確認できればなおよい

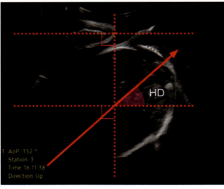

- 児頭の中心が恥骨先端を通る垂線を越えて進行していれば，牽引が容易である

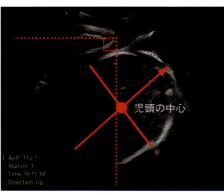
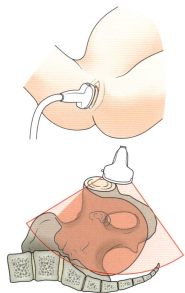

横断面でのパラメーター

　MLAが減少しているほど第2回旋が順調である。鉗子娩出術の要約（p.67参照）では矢状縫合が縦径に近い（45°未満）となっているので，MLAが45°より小さければ小さいほどよい。

　MLAの角度によりどの程度鉗子圧痕が眼窩近くにつくか予想がつくので，あらかじめインフォームドコンセントを行う際に役立つ。

　吸引分娩の場合はMLAが90°近くの横向きのままでも牽引できるが，HPDが35mm以下であると安心である。

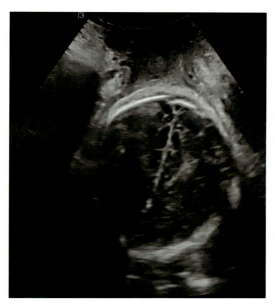
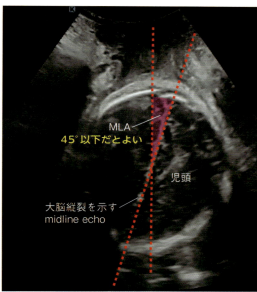
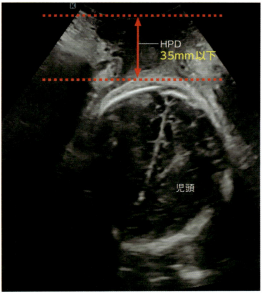
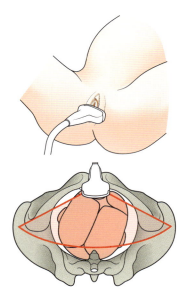

リアルタイムでの経会陰超音波アシスト分娩・器械分娩

　器械分娩のトラブルを解決するために，車のバックモニターのように児頭の通る軌跡が見えれば安全に器械分娩ができると考えられる。ここではリアルタイムでの経会陰超音波アシスト分娩・器械分娩を紹介する。

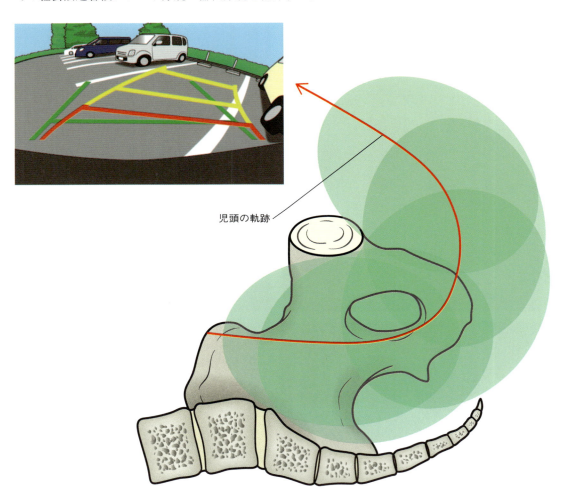

児頭の軌跡

超音波を当てながらの器械分娩

　リアルタイムでの経会陰超音波アシスト分娩・器械分娩とは，具体的には，超音波を当てながら器械分娩を行うことである。

　まず，介助者は患者の側方に立つ。超音波機器は介助者と術者の両者が見える位置に設置し，術者は（モニターを）見ながら牽引を行う。モニターで進行具合を確認しながら手技を行えるのが望ましい。介助者は邪魔にならない側方よりプローブを当て，「今動いてる」，「今から2位である」などとアドバイスを行う。

　筆者の場合は，児を下方に下げながら片手で超音波を当てて進行具合をみることも多い。

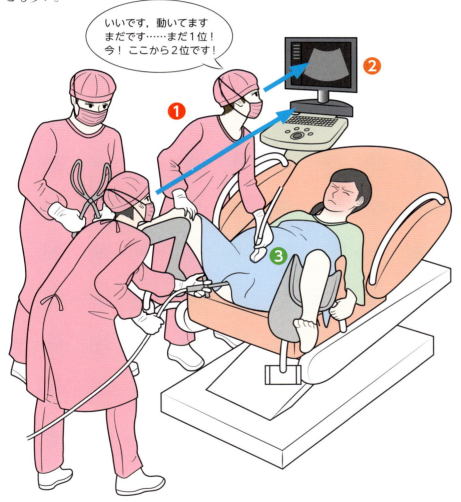

❶ 介助者は患者の側方に立つ
❷ 超音波機器は介助者と術者の両者が見えるような配置が望ましい
❸ 介助者は側方よりプローブを当てる

分娩室が狭い場合の配置例

　分娩室が狭い場合には，超音波の機械の設置場所が確保できないということもある。その場合には，術者はモニターを見ず，介助者が超音波を当てながらモニターを見て，「そのまま1位に引いて2位に引いて」というように誘導を行うと，進行状況がわかりやすい。

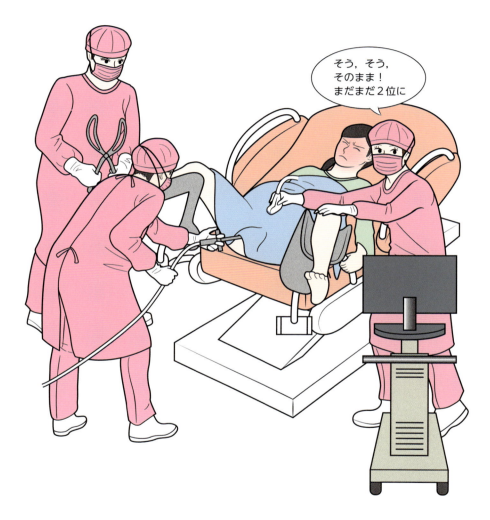

- 部屋の広さの問題でモニターを一緒に見られない場合，エコー術者は声だけで誘導を行う

プローブを当てる位置

　プローブを当てる位置は，恥骨の前面，つまり陰唇のやや上方に当てる場合と，恥骨の上に当てる場合がある。

恥骨前面にプローブを当て少しづつ縦に傾けていく

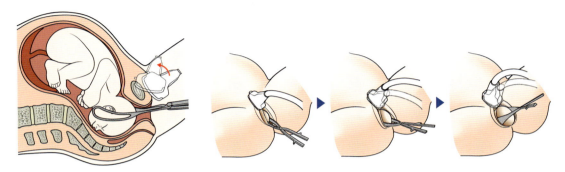

● 分娩の邪魔にならないようにプローブを少しずつ縦に傾けていく

恥骨上にプローブを当てそのまま動かさない

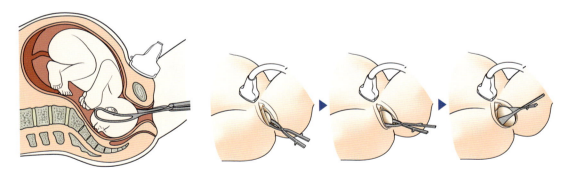

● 恥骨の上に当てる場合は，そのままプローブを動かさなくて済むというメリットがある

プローブの当て方による違い

　プローブの当て方で描出できる画像はそれぞれ違いがある。
　恥骨の前面に当てる方法は児頭の先端がよくわかりやすいため，慣れればこちらのほうがよいが，術者の邪魔にならないような工夫が必要となるだろう。
　恥骨の上に当てる方法は術者の邪魔にはならないが，恥骨までの距離が遠いため児頭の先端がやや見ずらいというデメリットがある。ただし，十分牽引できているかどうかは問題なく確認できるため，方向が合っているかなどについては評価しやすい。

恥骨前面にプローブを当てる

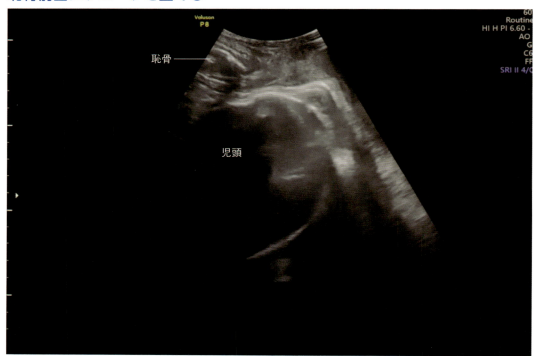

- 進行方向がわかりやすい
- 術者の妨げにならない工夫がいる
- 慣れればこちらのほうがベター

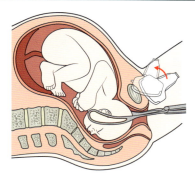

恥骨前面に
プローブを当てた
場合の超音波画像

Advance 器械分娩を安全に行う －リアルタイムでの経会陰超音波アシストによる器械分娩－

恥骨上にプローブを当てる

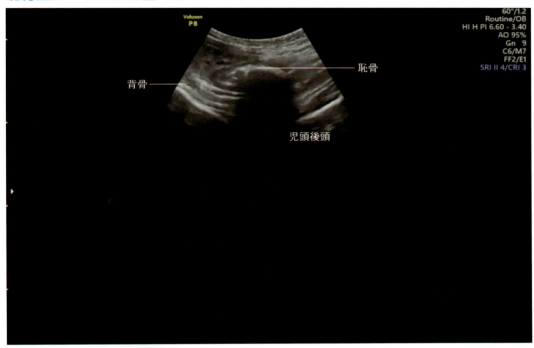
背骨
恥骨
児頭後頭

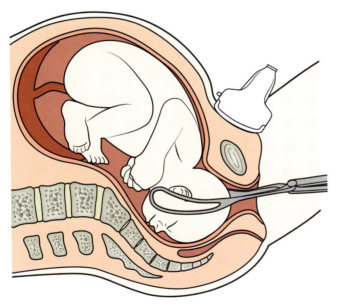

- 術者の邪魔になりにくい
- 児頭先端が見えにくい
- 恥骨がやや遠くに描出される

恥骨上に
プローブを当てた
場合の超音波画像

79

児頭の軌跡

　児頭は楕円形をしていると考えると，楕円形の中心と児頭短径と恥骨の接線は以下の図のように考えられる。児頭と恥骨の接線は恥骨の外周に沿って回転していくため，児頭の中心も恥骨の外周と同じようなU字を描いて娩出されていく。つまり，最大通過面が恥骨を中心に回転していくようなイメージになるため，最大通過面が小斜径だと娩出しやすい。

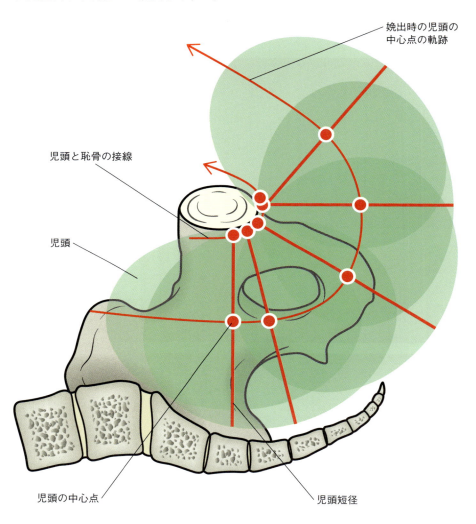

Advance 器械分娩を安全に行う －リアルタイムでの経会陰超音波アシストによる器械分娩－

児頭を牽引する方向は術者から見て1位・2位・3位方向となる。最大通過面を示す児頭の短径が十分に恥骨先端を通る垂線を越えるまでは1位方向にしか進めない。短径が垂線を通過すれば2位方向に移動することができる。

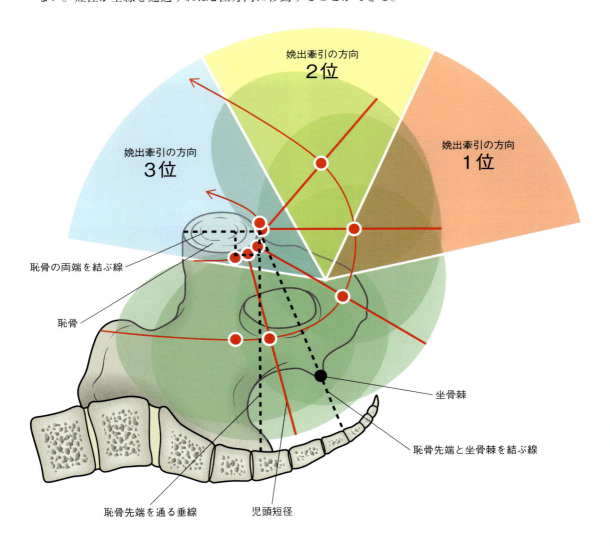

- 児頭短径が垂線を十分越えるまでは1位方向にしか進めない
- 児頭短径が垂線を十分越えれば2位方向に進める

吸引分娩でのリアルタイム経会陰超音波

　この画像は実際の吸引分娩中の画像であるが，恥骨の外周に沿って吸引分娩を行っている進行の様子が見て取れる。

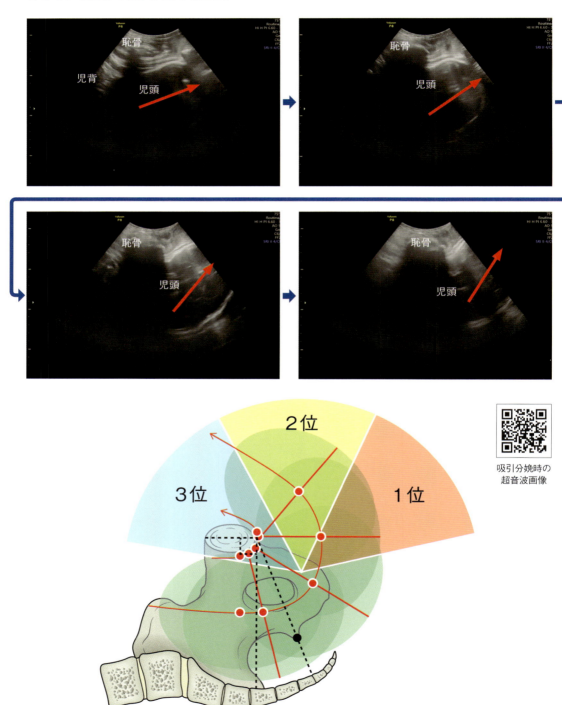

吸引分娩時の超音波画像

Advance 器械分娩を安全に行う －リアルタイムでの経会陰超音波アシストによる器械分娩－

鉗子匙や吸引カップの見え方

リアルタイム経会陰超音波は鉗子分娩，吸引分娩のどちらでも有効である。

鉗子分娩時の超音波画像の見え方

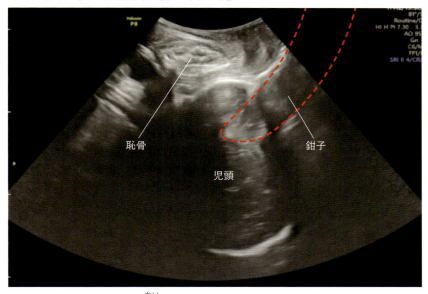

● この画像では鉗子匙が白く高輝度に映っている

吸引分娩時の超音波画像の見え方

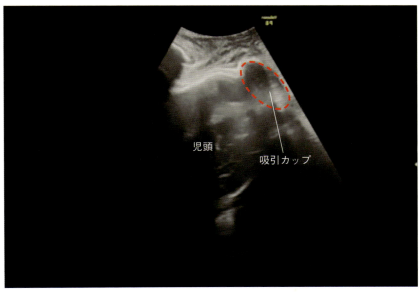

● この画像では吸引カップが児頭の先端に見て取れる

牽引方向の修正ができた症例

　1位方向から2位方向に鉗子にて牽引しているが，なかなか娩出されない，動かないということがある。

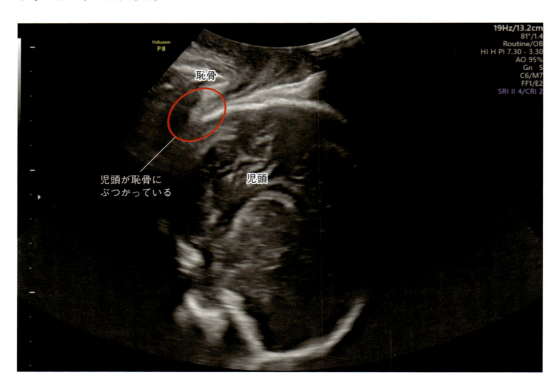

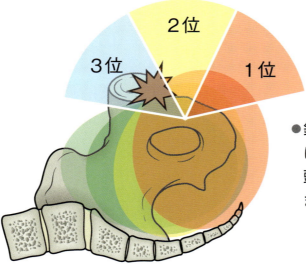

牽引時に児頭が
恥骨にぶつかっている
様子の超音波画像

- 鉗子牽引にて(1位)→2位に牽引を行っているが児頭が恥骨にぶつかってしまっている

正常例

児頭の最大通過面は恥骨の先端を通る垂線を越えている

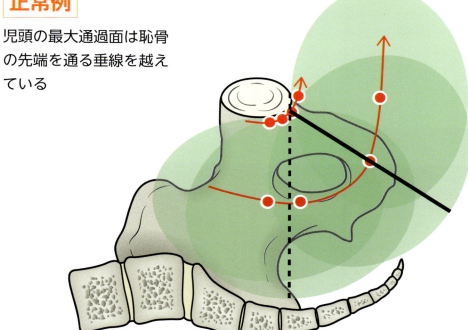

本症例

児頭の最大通過面は恥骨の先端を通る垂線を越えないまま2位方向に牽引されている

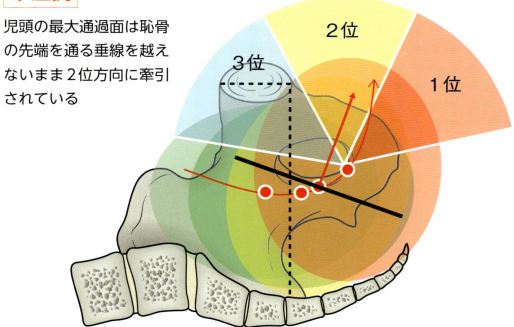

通常は最大通過面が恥骨先端を通る垂線を越え，大きく恥骨と外周を回っているのが正しい軌跡になるが，本症例では最大通過面が恥骨先端を越え，恥骨先端の垂線を越えないまま2位方向に引っ張られているため進むことができない。

　児頭の最大通過面と鉗子の向きは図のようになる。すると，最大通過面が垂線を越えていないのに2位方向に引っ張られて出ることができない状態となってしまう。

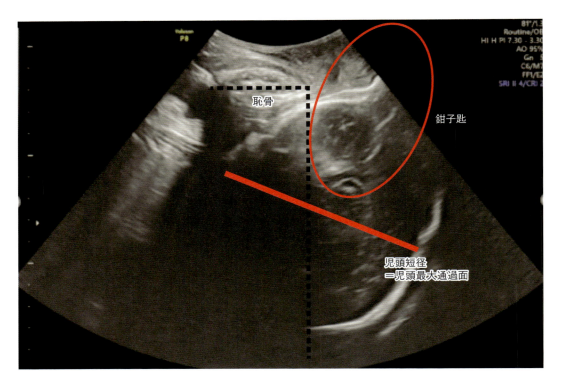

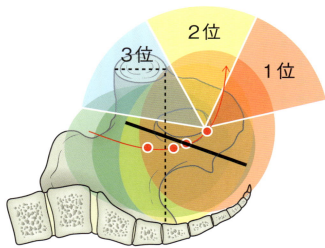

● 児頭の最大通過面が恥骨の先端を通る垂線を越えないと2位方向には牽引できない！

Advance 器械分娩を安全に行う —リアルタイムでの経会陰超音波アシストによる器械分娩—

牽引できないときは，無理に引かずに牽引方向を修正する。実際に超音波画像を見ながらであれば牽引方向を修正することは容易であり，母児に負担をかけることなく牽引することが可能になる。

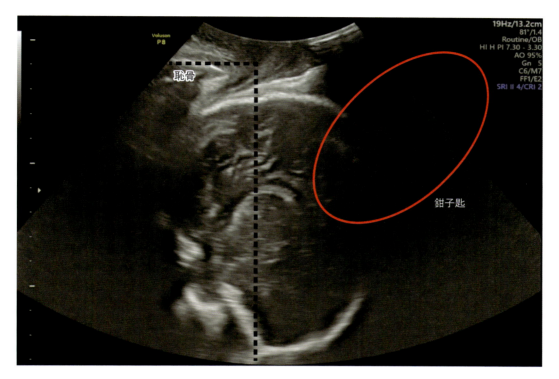

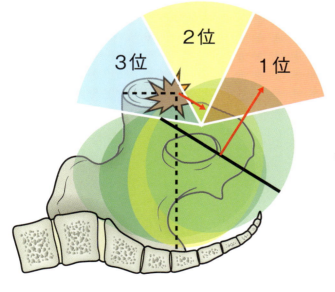

牽引方向の修正

● 牽引できないときは無理に引かず牽引方向を修正する

87

吸引分娩において牽引方向が異なる2つの症例

　症例1と症例2はどちらもAoPが152°でstation＋3であるが，牽引する向きが異なる。どちらもAoPは十分でPDもある程度まで達している。いずれも上向きに見えるためパッと見るとすぐに娩出されそうな位置まで児頭が下降しているのがわかる。

症例1

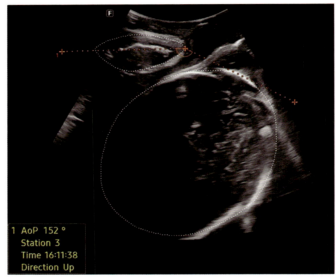

症例2

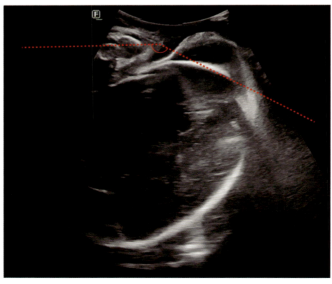

● どちらもAoP 152°でstation＋3だが，実際は牽引する向きが異なる

症例1

症例1について骨盤のイメージ図を重ねると，station 0 を示す坐骨棘は下図に示した位置に来ている。

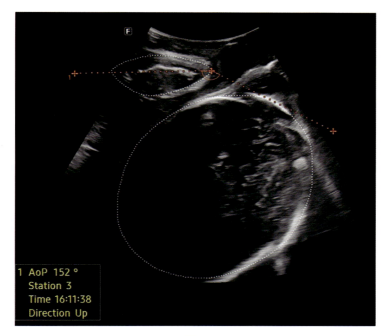

▼ 骨盤のイメージ図を重ねる

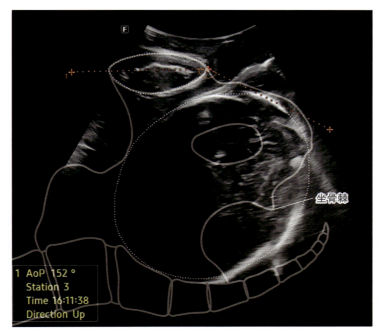

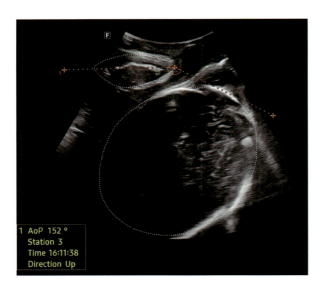

恥骨を横断する直線と恥骨の先端を通る垂線を引くと，児頭は図のような楕円形となり，牽引する方向は下図に示した方向になる．

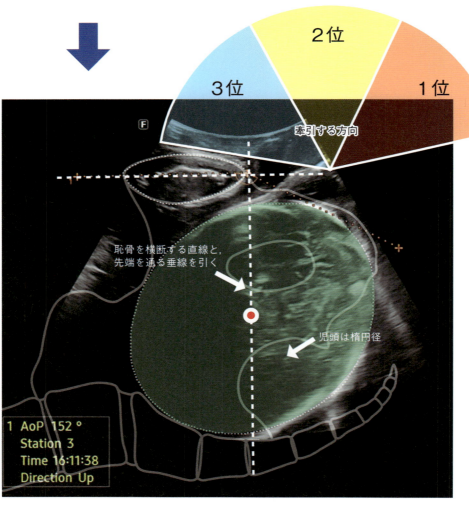

Advance 器械分娩を安全に行う —リアルタイムでの経会陰超音波アシストによる器械分娩—

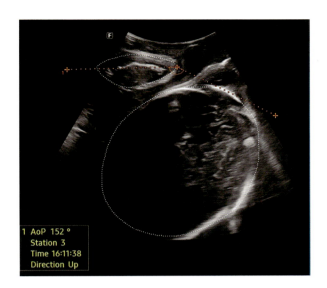

児頭はすぐに上向きになるため，図のように2位方向に進行が可能である。

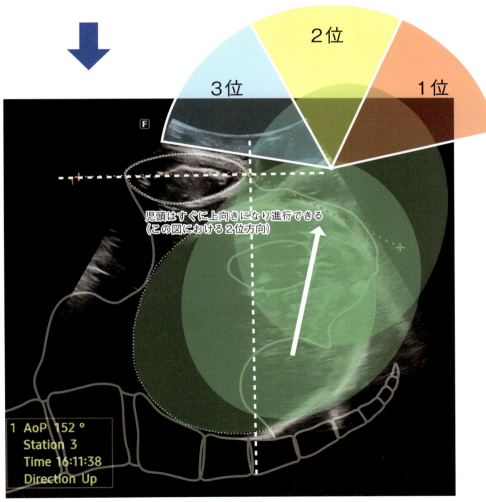

症例2

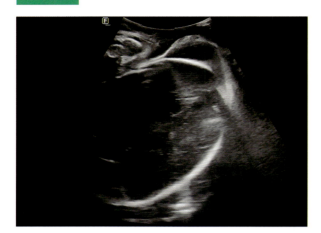

症例2について同様に骨盤のイメージ図を重ねて垂線を引くと、楕円形の緑の部分は症例1と同じであるが、児頭の中心は垂線の手前になる。

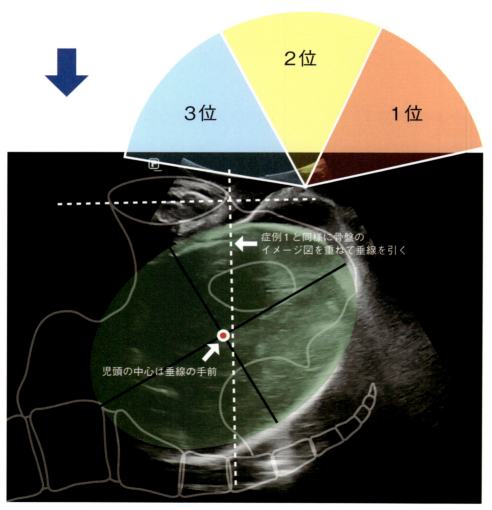

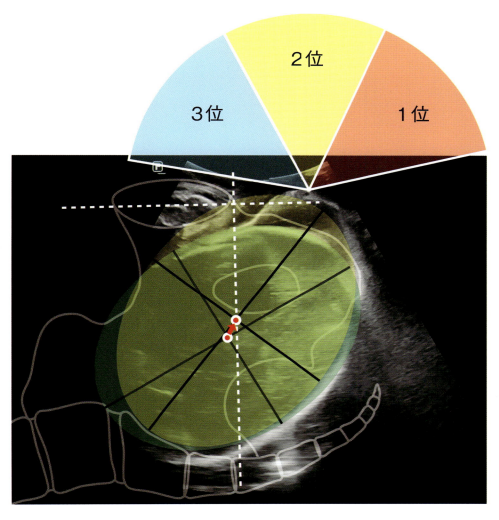

- 児頭の中心が垂線を越える前に上向きになる。つまり2位方向に行こうとすると通りにくい

児頭の中心が垂線を越えてから横向きから上向きに，つまり1位方向から2位方向に方向転換するとスムーズに娩出されやすいことがわかる。

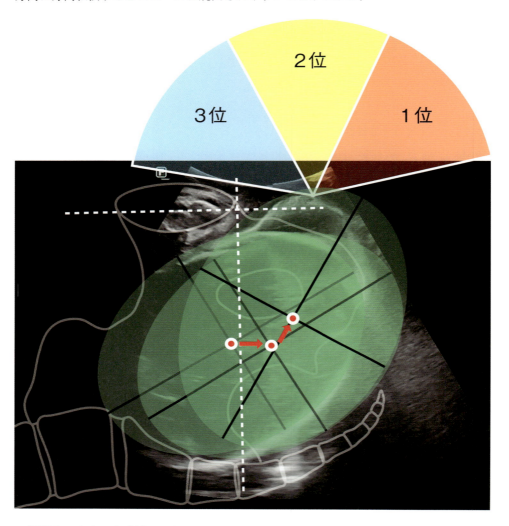

● 児頭の中心が垂線を越えてから横向きから上向きに，つまり1位方向から2位方向に方向転換する

内診で同じ下降度，回旋を診断して，かつ経会陰超音波でAoPとHDが同じでも進行過程をみたほうが確実といえる。症例1では，児頭の中心が垂線を越えているため早く上向きに進行できる。

症例1

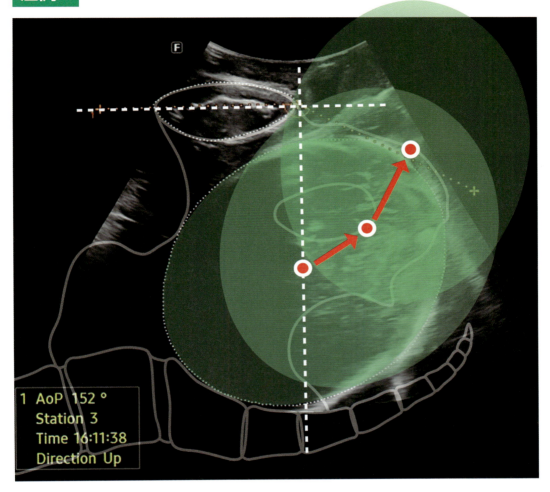

- 児頭の中心が垂線を越えていれば早く上向き（2位）に進行できる。つまり牽引が容易ということである！

症例2では，児頭の中心が垂線を越えていないため，水平方向，1位方向から始めて中心を越えたら上向きに進行できるようになる。

症例2

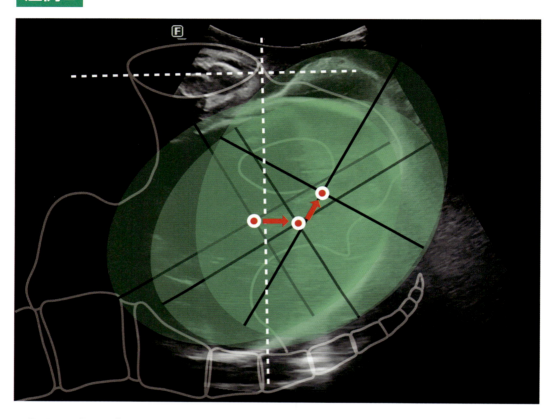

- 児頭の中心が垂線を越えていなければ水平方向（1位）から始め，中心を越えたら上向き（2位）に進行できる。つまり牽引が困難ということである！
- 同じ下降度と回旋，同じAoP・HDでも進行過程をみたほうが確実である

まとめ

　器械分娩を行う際には適応と要約を遵守して，母児にとって安全に行われるべきである。要約を満たさなければ，器械分娩は母児に重篤な合併症を及ぼすおそれがある。

　内診所見だけでの判断は，器械分娩の技術の習得とともに熟練を要するものであり，その習得は容易ではない。

　児頭の回旋や下降の状態を立体的に，より正確に，また経時的にみることで内診所見を補完し，本当に吸引適位や鉗子適位にあるのかを知ることにつながる。

　難しい計測などを行わずとも，リアルタイムでの経会陰超音波により分娩進行をこれまで以上に可視化することが可能となる。母体や家族にとっては，努責による進行をみることで，先のみえにくい分娩のゴールがみえるようになる。助産師を含むわれわれ医療者にとっては，妊婦の励ましのほか，教育や技術の指導，牽引困難な症例に対する技術向上に有用である。

　器械分娩を施行する前に安全に完遂できるかを内診と超音波で評価した後にも，経会陰超音波は活用できる。牽引方向が間違っていると牽引ができないことや，無理な牽引によって児への損傷が起こりうる。また異なる牽引方向への牽引によって3度・4度の高度会陰裂傷が生じる可能性がある。そのため筆者らは牽引中も経会陰超音波を観察することで，リアルタイムに牽引方向を確認しながら，児頭が恥骨を支点にして回転しながら娩出に至るまで観察する方法を提唱した。

　以上のように母児の損傷が起こらないよう正しい牽引方向を共有することができ，特に初心者が手技を習得する際にも，吸引分娩の際にも非常に有用な方法である。

◇ 文献

1) Akmal S, Kametas N, Tsoi E, et al: Comparison of transvaginal digital examination with intrapartum sonography to determine fetal head position before instrumental delivery. Ultrasound Obstet Gynecol 2003; 21: 437-40.
2) Gardella C, Taylor M, Benedetti T, et al: The effect of sequential use of vacuum and forceps for assisted vaginal delivery on neonatal and maternal outcomes. Am J Obstet Gynecol 2001; 185: 896-902.
3) 日本産科婦人科学会, 日本産婦人科医会 編集・監修：CQ406「吸引・鉗子娩出術，子宮底圧迫法の適応と要約，および実施時の注意点は？ 産婦人科診療ガイドライン産科編2023, 日本産科婦人科学会, 東京, 2023, p.213-8.
4) 武谷雄二, ほか監：I 産科学の基礎. 2. 分娩の生理. プリンシプル産科婦人科学 2 産科編 第3版, メジカルビュー社, 東京, 2014, p.111-65.
5) 竹田　省, 竹田　純, 牧野真太郎：骨盤誘導軸に基づく児頭下降度の評価法. 分娩と麻酔 2018；100：45-9.
6) Bultez T, Quibel T, Bouhanna P, et al: Angle of fetal head progression measured using transperineal ultrasound as a predictive factor of vacuum extraction failure. Ultrasound Obstet Gynecol 2016; 48: 86-91.
7) Sainz JA, García-Mejido JA, Aquise A, et al: Intrapartum transperineal ultrasound used to predict cases of complicated operative (vacuum and forceps) deliveries in nulliparous women. Acta Obstet Gynecol Scand 2017; 96: 1490-7.
8) Kahrs BH, Usman S, Ghi T, et al: Sonographic prediction of outcome of vacuum deliveries: a multicenter, prospective cohort study. Am J Obstet Gynecol 2017; 217: 69.e1-69.e10.

索 引

【い, う, お】
インフォームドコンセント……………………… 73
薄型カップ………………………………………… 65
横断面……………………………………… 23, 29
横断面でのパラメーター………………………… 73

【か】
回旋異常………………… 40, 42, 51, 56, 64, 65, 71
回旋異常の評価……………………………………… 4
回旋異常の分類…………………………………… 42
回旋鉗子…………………………………… 56, 65
画角………………………………………………… 17
額位………………………………………… 54, 55
画像の保存………………………………………… 17
顔位………………………………………… 54, 55
眼窩………………………… 44, 47, 49, 54, 59, 71
鉗子匙……………………………………………… 83
鉗子適位…………………………………………… 68
鉗子分娩…………………………………… 64, 65
鉗子娩出術………………………………………… 70
患者登録…………………………………………… 17
顔面神経麻痺……………………………………… 64

【き】
器械分娩……………… 57, 64, 65, 68, 70, 71, 74
吸引カップ………………………………………… 83
吸引分娩…………………………………… 56, 88
吸引娩出器………………………………………… 66
吸引娩出術………………………………… 70, 71
急速遂娩…………………………………………… 56
緊急帝王切開……………………………………… 65
金属カップ………………………………………… 65

【く, け】
クリステレル胎児圧出法………………………… 64
経会陰超音波……………………………… 8, 51, 55
経会陰超音波の基本断面………………………… 18
経腟分娩…………………………………………… 64
経腹・恥骨上超音波 ……………… 9, 26, 49, 55
頸部の屈曲………………………………………… 44
痙攣………………………………………………… 64
ゲイン……………………………………………… 17
牽引方向…………………………………… 84, 88

【こ】
後続児頭鉗子……………………………………… 65
後方後頭位………………………………………… 43

後方不正軸侵入
後方不正軸侵入…………………………………… 58
国際産婦人科超音波学会 (ISUOG) …………… 36
骨重積……………………………………… 44, 53
骨盤位経腟分娩…………………………………… 65
骨盤入口部………………………………………… 54
骨盤誘導線………………………………………… 68

【さ】
最小周囲径………………………………… 40, 54
臍帯巻絡…………………………………… 26, 49
最大通過面………………………………………… 80
産道………………………………………………… 40
産婦人科診療ガイドライン 産科編 2023 ………… 67
産瘤……………………………………… 44, 53, 64

【し】
子宮口開大………………………………………… 4
子宮口全開大……………………………………… 47
子宮底圧迫 (法) ………………………… 65, 67
子宮破裂…………………………………………… 65
矢状断面…………………………………… 21, 28
矢状断面でのパラメーター……………………… 72
矢状縫合………………… 35, 44, 47, 52, 54, 56
児頭………………… 5, 10, 21, 28, 40, 90
児頭下降………………… 4, 6, 35, 47, 53, 69, 71
児頭下降の評価…………………………………… 4
児頭牽引…………………………………………… 65
児頭骨盤不均衡 (CPD) ………………………… 9
児頭最大通過面…………………………………… 68
児頭先進度………………………………………… 44
児頭の回旋………………………………………… 4
児頭の軌跡………………………………………… 80
児頭の最大通過面………………………………… 53
児頭の進行方向…………………………………… 53
児背………………………………………………… 10
小泉門……………………………………… 44, 54, 56

【す, せ, そ】
頭蓋内出血………………………………………… 64
正軸進入…………………………………… 57, 58
正常回旋…………………………………… 40, 43
脊椎………………………………………… 44, 47, 49
遷延分娩…………………………………………… 57
前頭位……………………………………………… 54
前方後頭位………………………… 43, 44, 47, 53, 71
前方前頭 (頂) 位………………………… 35, 43, 44
前方前頭位………………………… 47, 53, 56, 71

前方不正軸侵入 …………………………………… 58
臓器損傷 ……………………………………………… 64
ソフトカップ ……………………………………… 65

【た】
第1回旋 …………………………… 9, 26, 40, 54
第1回旋の異常 …………………………………… 55
第2回旋 …………………………………… 8, 35, 40
第2回旋の異常 …………………………… 43, 47
第2回旋の評価 …………………………………… 45
第3回旋 …………………………………… 40, 53
第4回旋 …………………………………………… 40
体位変換 …………………………………………… 56
胎児徐脈 …………………………………………… 53
胎勢異常 …………………………………………… 54
大泉門 …………………………………… 44, 54, 56
大脳縦裂 ……………23, 29, 34, 46, 47, 52, 60

【ち】
恥骨 …………………………………… 5, 21, 68, 90
恥骨結合 …………………………………………… 70
恥骨上 ……………………………………………… 77
恥骨前面 …………………………………………… 77
腟壁裂傷 …………………………………… 64, 65
チルト走査 ………………………………………… 46

【て, と】
帝王切開 ……………………… 56, 57, 65, 67, 71
低在横定位 ………………………… 43, 44, 56, 71
頭血腫 ……………………………………………… 65
東大式キーラン鉗子 …………………… 65, 66
東大式ネーゲレ鉗子 …………………… 65, 66
東大式のstation ………………………………… 68
頭頂位 …………………………………… 54, 55
頭部外傷 …………………………………………… 64

【な, の】
内診 ………………………… 3, 54, 64, 67～69
内診所見 …………………………………………… 53
難産 ………………………………………………… 57
脳性麻痺 …………………………………………… 65

【は, ひ】
パイパー鉗子 …………………………… 65, 66
パラメーター ………………………… 30, 72, 73
反屈位 ……………………………………………… 54
微弱陣痛 …………………………………………… 53

【ふ, へ, ほ】
不正軸進入 ………………………………………… 57
不正軸進入の種類 ……………………………… 58
プローブ ………………………………… 5, 7, 14
プローブの当て方 …………………… 16, 78
プローブの準備 ………………………………… 15
プローブマーク …………………………………… 18
プローブを当てる位置 ……………………… 77
分娩経過 ……………………………………………… 4
分娩後異常出血(PPH) …………………… 64
分娩室 ……………………………………………… 76
分娩進行 …………………………………………… 65
分娩進行の評価 …………………………… 4, 65
分娩第2期 ………………………………………… 56
分娩停止 ……………………………… 56, 57, 67
娩出吸引カップ …………………………………… 66
帽状腱膜下血腫 ………………………………… 65

【む, ゆ, よ, り】
無痛分娩 …………………………………………… 64
有効陣痛 …………………………………………… 40
用手回旋 …………………………………………… 56
リアルタイムでの経会陰超音波アシスト分娩・器械分娩
………………………………………………………… 74

【欧文】
AoP (Angle of Progression)
………… 30, 36, 51, 53, 68, 70, 72, 88, 95
CPD (cephalopelvic disproportion) ……………9
DeLeeのstation ………………………………… 68
HD (Head Direction) ……… 30, 51, 53, 72, 95
HPD (Head Perineum Distance) …………… 34, 71
HSD (Head Symphysis Distance) …………… 32
ISUOG (International Society of Ultrasound in
　Obstetrics and Gynecology) ……………… 36
midline echo …………23, 29, 34, 46, 47, 52, 60
MLA またはMA (Midline Angle) ……… 34, 71, 73
NRFS (non reassuring fetal status) …………… 67
PA (Progression Angle) ……………………… 30
PD (Progression Distance) …………… 32, 51, 88
PPH (postpartum hemorrhage) ……………… 64
squint sign …………………………………… 59
station …………………………………68～70, 88
stationの評価方法 …………………………… 68

見えればわかる！
経会陰超音波で行う分娩進行の評価

2024年11月1日　第1版第1刷発行

■編　著　　中山敏男　なかやま　としお

■発行者　　吉田富生

■発行所　　株式会社メジカルビュー社
　　　　　　〒162-0845　東京都新宿区市谷本村町2-30
　　　　　　電話　03 (5228) 2050 (代表)
　　　　　　ホームページ　http://www.medicalview.co.jp/

　　　　　　営業部　FAX 03 (5228) 2059
　　　　　　　　　　E-mail　eigyo @ medicalview.co.jp

　　　　　　編集部　FAX 03 (5228) 2062
　　　　　　　　　　E-mail　ed @ medicalview.co.jp

■印刷所　　シナノ印刷株式会社

ISBN978-4-7583-2350-5 C3047

©MEDICAL VIEW, 2024.　Printed in Japan

・本書に掲載された著作物の複写・複製・転載・翻訳・データベースへの取り込みおよび送信（送信可能化権を含む）・上映・譲渡に関する許諾権は，(株)メジカルビュー社が保有しています．
・**JCOPY**〈出版者著作権管理機構　委託出版物〉
　本書の無断複製は著作権法上での例外を除き禁じられています．複製される場合は，そのつど事前に，出版者著作権管理機構（電話 03-5244-5088, FAX 03-5244-5089, e-mail：info@jcopy.or.jp）の許諾を得てください．

・本書をコピー，スキャン，デジタルデータ化するなどの複製を無許諾で行う行為は，著作権法上での限られた例外（「私的使用のための複製」など）を除き禁じられています．大学，病院，企業などにおいて，研究活動，診察を含み業務上使用する目的で上記の行為を行うことは私的使用には該当せず違法です．また私的使用のためであっても，代行業者等の第三者に依頼して上記の行為を行うことは違法となります．